[日] 明石洋子 著

洪波 译

华夏出版社
HUAXIA PUBLISHING HOUSE

与自闭症儿子同行 ②

自闭症の息子と共に2 自立への子育て

通往自立之路

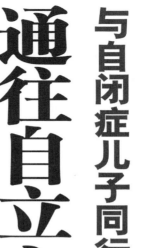

JIRITSU E NO KOSODATE － JIHEISHO NO MUSUKO TO
TOMONI 2 by Yoko Akashi
Original Japanese edition published by Budousha, Tokyo.
This Simplified Chinese language edition is published by
arrangement with Budousha, Tokyo in care of Tuttle-Mori Agency,
Inc., Tokyo
北京市版权局著作权合同登记号：图字 01-2011-5154 号

图书在版编目（CIP）数据

与自闭症儿子同行. 2，通往自立之路 /（日）明石
洋子著 ；洪波译. -- 北京 ：华夏出版社有限公司，
2024. -- ISBN 978-7-5222-0845-9

Ⅰ. R749.94；G760

中国国家版本馆 CIP 数据核字第2024GY9971号

与自闭症儿子同行 2：通往自立之路

作　　者	［日］明石洋子
译　　者	洪波
策划编辑	刘娲
责任编辑	马佳琪
出版发行	华夏出版社有限公司
经　　销	新华书店
印　　装	三河市少明印务有限公司
版　　次	2024 年 12 月北京第 1 版　2024 年 12 月北京第 1 次印刷
开　　本	880×1230　1/32 开
印　　张	6
字　　数	140 千字
定　　价	49.00 元

华夏出版社有限公司　地址：北京市东直门外香河园北里 4 号
邮编：100028　网址：www.hxph.com.cn
电话：（010）64663331（转）

若发现本版图书有印装质量问题，请与我社营销中心联系调换。

2010 年 10 月，应友人青山春美老师之邀，我为来日本进修的上海青聪泉儿童智能训练中心的老师们做了一次讲座。席间，听说拙著《通往自立之路》已由洪波先生译成中文，在家长之间传阅，被誉为"育儿宝书"。

据说，在残障儿童疗育与教育的环节，中国孩子成长的基本生活场所——家庭与地域社会 ①之重要性往往被忽视。读完拙著以后，许多家长开始认识到"与自闭症儿在地域社会共生"的重要性，找到解决问题的关键，是以特意委托访日的老师捎来问候，表示谢忱。执笔之初，绝没料到会给异国的老师与家长带来如此大的帮助，此时，我不禁有受宠若惊之感。

老师与家长的价值观有所改变，从此注重地域社会的"耕耘"，尊重孩子本人的愿望，还意识到：自闭症孩子之所以"不会"，是因为他"还不明白"，因此，我们有必要琢磨干预的方法，使之"明白"，而不是一味盯住其"不会"的弱点，鲁莽地加大训练的强度。这些转变，足以令人欣慰。对儿子彻之，我曾以其能接受的方式、方法教导，让他"明白"，最终使其学会做许多事情。在育儿的过程中，我特别注重调整周围的环境，其中包括周围人的干预。现在，人们逐渐认可，对自闭症孩子的干预方式应该从医学模式转向社会模式。但在三十年前，持这种观点的人为数不多，而我一直坚持以此育儿。

多亏社会各界人士的支持，今年三十九岁的长子彻之虽患自闭症并伴有智障，但仍以川崎市公职人员的身份辛勤工作，在社会中幸福地生活着。只要消除阻挡其融入社会的种种障碍，彻之就能每天在欢笑中度过。NHK 播放的纪录片《街区的欢颜》如实地记录了彻之的日常生活。

时隔半年左右，今年 3 月，我受邀到中国上海和福州两地演讲，终于得以与洪波先生相聚，并由他担任上海一地的现场翻译。听说他平日奔忙于生计与育儿之间，还利用零碎的休息时间，陆陆续续地翻译拙著《原汁原味的育儿》和《为了工作，加油》，辛苦之情形，可想而知。文如其人，在译文的字里行间，我们可以窥见译者诚恳踏实的处事态度和坦荡耿直的人格秉性，也可以感受到他对家人深沉的爱。他生活的现状，或许就是中国许多自闭症儿童家庭的缩影吧。

自联合国将每年的 4 月 2 日定为"世界自闭症日"以来，日本发起"发育障碍启发宣传周"（自 4 月 2 日起的一周）以呼应，致力于增进人们对自闭症者的认识、理解和接纳。时至今日，杀害自闭症子女或强迫其一同自尽之类的不幸事件在日本仍时有发生；"育儿不当导致自闭症"的无端误解远未销声匿迹，仍然折磨着众多家长，可见开展宣传活动的必要。为了消除"自闭症"字面带来的消极印象，为了推广"障碍在身，并非不幸""快乐的自闭症文化"等积极的理念，每天我都在奔走呼吁。

我真诚地希望自己的努力能给大家带来信心和勇气，使家长们不再因为孩子的缺陷而悲天悯人，不再去乞求人家廉价的同情；使家长们认识到"孩子存在本身就是价值所在"；使家长们发现自己孩子的可爱之处，以孩子降临吾家为幸福，恢复孩子出世时我们作为父母的激情。只要换个积极的角度思考一下，认可稍有不同的价值观，我们就能以"接受差异、欣赏差异"的心态，快乐地行进在育儿的旅途上。

我衷心地希望中国的家长在从自己孩子身上学到许多东西的同时，发挥自己的聪明才智，为孩子提供必要的支援。"在适当的支援下自立"是孩子们的人生目标，"自闭症不要紧，有差异也可以"的共生社会是日中两国许多家庭的崇高梦想，让我们为其早日实现而携手努力吧！今后，我和青山老师将经常访问中国，不遗余力地协助诸位，促进对自闭症者的"正确理解和适当支持"。

中国的朋友们，愿我们有缘再相会！

明石洋子

2011 年 8 月 14 日

---

① 译者注：在明石洋子女士的著作中，频繁出现"地域"和"地域社会"两个日语汉字单词。日语中的"地域"的概念相当笼统，可以小至一村，大至一市甚至一县（即我国的省），远远大于一般社区。中文不妨翻译成"当地"或"本地"。但考虑到书中将频繁出现"地域训练会""地域支援中心"等组织机构的专有名词，译者斟酌再三，决定将原词移植到译文中。

非常高兴，这本书终于要和中国读者见面了。从拿到日文原书到翻译出版，经历了四年的时间。这本书饱含着作者明石女士多年的育儿经验，译者阿福爸爸对儿子不离不弃的爱，介绍人青山春美女士对中国自闭症孩子无私的关怀。作为整个过程见证人的我，深感荣幸。

2007年11月，经由推广日本绘本的民间组织"虹文库"创办人江田拓雄先生介绍，从事自闭症教育工作近四十年的日本专家青山春美老师来访青聪泉。次年5月，青山老师从日本带来很多教学书籍，其中就包括这套书。当时热心帮忙接待的阿福爸爸，也就是译者洪波先生，自告奋勇接下了翻译的任务。阿福爸爸利用工作与训练阿福的闲暇时间，翻译了这本凝聚了前辈宝贵经验的书。经由尚瑶女士向华夏出版社推荐，此书得以出版中文版。阿福爸爸既善于思考，又喜欢与人分享其感悟和经验，一边翻译一边插入"译者注"，记录当时他在参加青聪泉举办的各类讲座之后的点滴感悟，这在其他翻译类书籍中并不多见。

2010年，在青山老师的协助下，青聪泉四名老师对日本的机构、社区等进行了学习访问。我们看见了日本自闭症孩子和成人如何在社区里快乐而有尊严地生活；我们感受到最被推崇的理念是，家长和老师要学会去理解和尊重他们，接纳和关爱远比改变重要。青山老师强调我们要成为自闭症孩子情感和爱的源头，让他们首先从和家长、老师的交往中，体会到人与人之间的关系，让孩子愿意与人交往，觉得这是一种快乐的体验。为此，我们要放弃"改变他、换回一个健康孩子"的想法，因为那首先就是对孩子的不接纳、不理解和不尊重。孩子身患自闭症，就像一个盲人失去双眼，看不见不是他自己的意愿，但我们还在一味责备他为什么看不见，为什么不能和其他孩子一样，孩子怎么能感受到我们对他的爱？

在日本，明石女士向我们讲述了写书的缘起以及她和彻之一起走过的路。她说刚开始她感觉四处都是墙壁，带着孩子无路可走。后来她发现，就是要在墙上给孩子敲出一扇门，那样孩子就可以走出困境。现在，彻之已经从一个只会玩水闯祸、智商只有 36 的重度自闭症孩子，成长为一个可以独立工作、生活的人。在单位他是认真负责的好员工，在家是妈妈做家务的好帮手，在社区是受欢迎的人。今年日本大地震后，在交通、通讯全部瘫痪的情况下，彻之非常镇定，和同事一起护送敬老院老人回家后，自己在人流中步行两小时，平安回家。

明石女士和彻之的故事回答了最基本也是最关键的问题：我们应该在自闭症孩子的生命中扮演什么角色？最终他会成为什么样的人？我们又应该做些什么？自闭症孩子最需要我们成为他们和这个世界的桥梁。如果父母采取放弃或者不闻不问的态度，那么孩子的症状极有可能会加重，没有生活自理能力，也无法理解这个世界和人类社会的基本规则，从而产生更多的行为和情绪问题。如果采取高压政策，拼命训练，一心想让这个孩子明天就好转，就是在逼迫孩子去做他原本做不到的事情，让他受到生理、心理双重的压力。训练的终极目的不是换回一个健康孩子，而是实事求是、脚踏实地地帮助他，让他在原有的基础和程度上不断进步和突破，取得属于他自己的成功。

因着一份感动和愿望，踏上了这条帮助孩子们的公益路，结识了这么多伟大、充满爱心的同路人。希望读者能和我们分享感悟，也希望您的"彻之"可以幸福、快乐！

上海青聪泉儿童智能训练中心　陈洁

2011 年 8 月

感谢诸位翻阅"与自闭症儿子同行"丛书的第二卷《通往自立之路》。第一卷《原汁原味的育儿》出版已半年有余，如今彻之已满三十。

现在的彻之每天早上上班之前会确认盒饭中是否撒好拌饭料："拌饭料，撒好了！"随后，会念念有词："减少饭量，饭量减好了；减少菜量，菜量减好了。"最后把盒饭和工作服塞进包里，开心地摇头晃脑、蹦蹦跳跳地去上班。因为每天生活有规律，工作也紧张，彻之的身体越来越匀称了（我不担心他发福，反倒担心冬天里做清洁，他的手能否吃得消）。

最近，我收到很多读完第一卷的读者发来的邮件，不少家长说，读完此书后信心大增，从明天起就能以笑脸来面对自己的孩子了。这些评价，令我无比欣慰。专家宫田广善先生甚至盛赞此书为"培养残障儿童的最好专著"。先生的激赏，令人鼓舞。

自从三年前日本电视台播出"新日本探访——街区的笑颜"和"日本列岛特写——为了工作，加油！"之后，观众的反响和关怀如潮而来，这成了我写《原汁原味的育儿》的契机。此书出版以来，来咨询的读者更是有增无减。

如何教他上厕所？一次性尿布怎么停用？孩

子还说不出话来，怎么办才好？您家儿子以前偏食，您怎样做菜给他吃的？您家小孩爱玩水，您如何引导他打扫卫生间、清洗浴缸的？又如何引导他干上清洁工的工作的？大家都想了解育儿方法。为此，有必要在第二卷中具体地介绍我当时的想法和应对办法，以供诸位参考。

第一卷《原汁原味的育儿》的中心内容是：我在忙于应付超级多动的彻之的同时，主动结识同伴、支援者，并努力为彻之创造良好的生存环境。第二卷《通往自立之路》则侧重讲述作为家长，我是如何在日常生活中教导彻之的，包括：上厕所、偏食、刻板行为、干家务、处理金钱等生活中无法回避的议题。

第一卷以年龄增长为纵线，从彻之的婴幼期写至小学毕业。因为诸多生活议题并没有因年龄增长而自然解决，还需要经年累月的连续努力，所以第二卷的写作并不以年龄为轴线，而是以一个一个议题的形式（横向平铺）展开。因此，在第二卷中也会有回顾婴幼儿期至小学毕业的内容，但是换了个角度来讲述的。

说起自立，谈何容易。已十八岁了，去自立吧！怎么可能呢？自立不是一蹴而就的。就说彻之吧，他现在虽然已经是川崎市的公职人员了，但小时候经常进入商店随便拿走东西，令我十分尴尬。我就教他：不能乱拿商店里的东西，必须付钱后才能拿到，想要买东西必须用钱，而金钱是劳动所得，为了得到金钱你得干家务活。于是，干家务活变成了在家打工，到社会上即成工作了。这样，彻之的就业准备自小至今一直持续着。可见，自立的第一步是从幼儿时期就迈出的。

第二卷由两部分构成。上部（1~3章）总结了历尽坎坷而获得的一些心得——我的育儿方针。从努力治疗到承认现实，再到培养其自立意识和能力，这是一个观念转变的过程。尽管彻之有障碍，但我希望他在当地接受必要的帮助，尽量自立起来。在彻之成长的过程中，弟弟政嗣（今年27岁）成了最大的协助者。

下部（4~7章）具体介绍了我在育儿实践中摸索出的培养彻之的自立意识和能力的方法及窍门，以资参考。

当然，本书根据当时的资料回顾写成，并没有一开始就编好教程，致力于掌握自立的诀窍；彻之掌握自立的方法，其过程也不是顺顺当当的，更说不上一帆风顺。单就打扫浴缸一事而言，因为一边玩耍一边练习，修成正果竟然用了十年时间。对对错错，反反复复，又边学边忘，耗时经年累月。

但是，等他掌握自立的本领之后，我就不必伺候左右，一刻不离地照顾他了，而这舒心的时间比教导他的时间长出许多倍。因此，对家长而言，要趁自己年轻有精力时多下点苦功夫，将来就轻松得多，可谓事半功倍，先苦后甜。整个过程不要急于求成，也不要有心理压力。

再者，不要把学成某事当成培养子女的目标，要将如何使子女幸福当成最终目的，这样家长和子女都活得轻松。

使子女幸福，第一要紧的是培养子女的情感。

人皆有心灵，因为有障碍，孩子不善于表达情感。但如果周围的人忽视了他们情感的培育，或者不能适时地感受他们的情感，那么孩子的心灵之窗、情感之门终将关闭。

我下决心：无论如何要培养彻之的情感！在最初的语言强化训练失败之后，我慢慢感悟到"无情感则无交流"的道理。

多动和易怒也许是彻之所思所想的强烈外在表现。巧用逆向思维，我将这些当成培育其情感的契机。拥有丰富情感的孩子，会逐渐懂得如何过上主动的生活，最终必然自立。

困顿的时候，用逆向思维，往积极的方向思考，心情也就舒坦多了。

希望我这个过来人的些许心得，能帮助诸位在比较轻松的心境中从容地培养自己的孩子。

目录

上部

育儿的战略

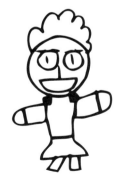

第**1**章

从倾力治疗到接受现实

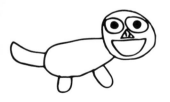

力图治愈自闭症，使儿子回归正常

彻之两岁十个月的时候被诊断为发育迟缓。作为母亲，我虽然已被告知儿子与普通儿童相比在发育上存在差距，但如何才能让他回归到正常的发育轨道上来呢？我没能从医生那里得到具体的回答。彻之对上厕所等日常事务浑然不知，简直不知道怎么教他才好。为了能让儿子回归正常，我如饥似渴地查了许多书，听了不少讲座，目不转睛地看了许多有关障碍儿童的电视节目。

从这些信息来源中，我开始了解自闭症。尽管当时对自闭症一无所知，但介绍的症状与彻之的行为都对得上号。也许彻之也患上自闭症了吧……我愕然了。

但在当时，别说一般民众，就是专家也普遍认为自闭症的成因是家长对小孩缺乏爱心，家长对小孩的教育方式有问题等等。如果说自家的小孩患了自闭症，则难免遭到人们的白眼和非议。儿子的病实在难以启齿。

我一边拒绝对外界承认儿子得了自闭症，一边抱着一丝希望：既然这是一种由于家长教育不当而引起的疾病，那么我就亦步亦趋地按专家指两个月的政嗣，目光专注地盯着旋转木马玩具。

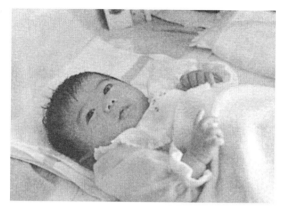

导的教育方式培养小孩，小孩的病总会治愈的。这样，我可以一直对外隐瞒儿子自闭症的事实，争取让儿子在上小学前回归正常。为了这个梦想，我开始倾力训练儿子。

（彻之八岁时才由佐贺国立疗养所确诊为小儿自闭症。尽管在此之前，许多医院模棱两可地说他有情绪障碍、自闭倾向，但我从彻之的表情和行为上判断：也许我儿子真的患了自闭症。）

从三岁一个月开始，彻之每周参加两三次由家长们自主运营的地域训练会，也通过申请，参加了语言和心理专家的个别辅导。四岁半进了保育园之后，语言和心理的辅导也从未间断。为了彻之的点滴进步，我呕心沥血，殚精竭虑。语言辅导老师告诉我："小彻好像对文字挺感兴趣，不妨让他从文字入手来学习语言吧。"我决定用画着图或写着文字的积木、卡片之类的教具进行配对游戏，使他认识文字。

最初进行单音字母（即日语的假名字母）配对，让他学着发日语的"a、i、u、e、o"的发音，即声音与字母的配对。可是，尽管彻之看了"a"的卡片会发"a"这个音，但他对"把 a 的卡片给我"这句话却毫无反应。

接着进行单词的配对。凡物皆有名字，物名与文字配对，让他说出物名。例如，在日语中与"a"发音有关的单词有鸭子（ahiru）、牵牛花（asagao）、脚（ashi）等等。植物、动物、蔬菜、水果、花草、交通工具、身体部位等名称，一个一个地学过去。当老师说"把'花'这张卡片给我"

时（画着花的卡片），彻之毫无反应；但当老师出示画着花的卡片时，彻之马上会发音"花（hana）"。老师也佩服：真了不起，能读文字了！ ①

学会读文字之后，进一步读短句。例如："去保育园""乘坐飞机"之类的日语短句。句子需要一个表示动作对象或方向的介词假名字母穿插其中，我们让彻之把这些介词假名一个一个地插入句中，补充完整句子。我们最初将介词假名写在卡上，彻之五岁左右学会了写假名字母，于是就让他直接以文字的形式写在卡片上。

彻之在家里一遍又一遍地预习复习。因为太喜欢文字了，彻之一开始就练得劲头十足。我慢慢地引导彻之，从他感兴趣的文字拓展到数学文字。彻之也熟谙这一套重复已久的练习方式，该做的事绝不含糊，可以情绪稳定、注意力比较集中地操作了。

彻之喜欢把积木堆得很高，也喜欢积木上所画的文字和图案。或排列积木以组成单词，或把文字积木拿过来，让我拿上铅笔，抓起我的手催我写出这个积木的文字。他在旁边看着，慢慢地手痒起来便学着写了。（此时，我也曾想：我儿子哪里是残障儿童，也许是天才吧？）

可问题是，尽管他用眼睛看了之后会通过文字排列（用字母拼凑成单词）来配对，但作为与人交流的语言，似乎单词、短句根本没有映入他的脑子。不能活学活用——即不能使"死语"变成"活语"。他所掌握的语言只是停留在桌面上的、纸面上的、积木游戏中的死语。也许对彻之而言，语言训练只不过是一种拼图游戏罢了。

---

① 译者注：日语的一切单词都由50个假名字母构成，学其发音，便可拼凑成词。就文字而言，日语属表音文字，而汉语是表意文字。这个特点与汉语造词法有根本区别——汉语单词是以一个一个汉字拼凑组成，而不是以一个一个字母构成的。

＊

在接受语言训练辅导的时候，我曾在日记中如此写道："彻之能把卡片上的牵牛花与文字配对。但尽管能看到卡片上的牵牛花写出牵牛花的字母文字，却并不知晓实物的牵牛花。他只知道别人给他出示的喇叭状的红花是牵牛花（asagao），而牵牛花这种植物，从播种、发芽、长茎、出叶到开花，这一切都是牵牛花。在不了解实物的情况下，牵牛花这个单词能映入彻之的脑海吗？"

为了教儿子认识实物，我用花盆在宿舍的阳台上栽了各种颜色的牵牛花，与他一起浇水，一起观察牵牛花的生长，让他见识灿然盛开的花朵。

彻之对数学亦感兴趣，我就"一、二、三"地教他数花。但他对真实的牵牛花却兴致索然，我对他说牵牛花开了三朵，彻之却全然没有理解三朵花的意思。如同"a、i、u、e、o"日语假名字母一样，"1、2、3、4、5"对他来说只是念经一般的数字而已。

终于明白会读数字与理解数字还相去甚远呢！

（要使他知道数字的概念，需要将数字的大小与他自己的快乐感受联系起来。例如，数糕点的时候，他会兴致盎然。数年之后，他终于开窍了。）

随后，为了教他识别颜色，我让他把蜡笔的颜色和牵牛花的颜色进行对比，并尝试涂画（在图案的轮廓线内着色）。彻之能用各种颜色熟练地涂好色彩斑斓的牵牛花。由于多次重复同一种练习，他学会画牵牛花了。似乎用眼睛观察的视觉体验丰富了运用蜡笔颜色的技巧。从此，十六色的蜡笔成了彻之的必需品。他会一边念着颜色的名字"黑、黄、紫、咖啡色"等，一边娴熟地画画。可见，对牵牛花的栽培和观察是极好的教材，功不可没。

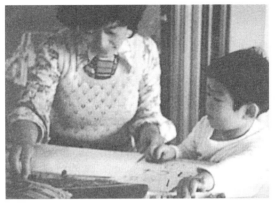
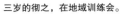
三岁的彻之，在地域训练会。

我意识到：与其单纯用抽象的语言教他说话，还不如让他观察具体实物，更能加快对事物的理解，其效果往往出人意料。

在当时的日记中，我又记录了以下文字：

彻之写下语言，说出语言（发音）与使用语言（交流）完全是两码事。因为若要使用语言必先要理解语言，所以让对文字感兴趣的彻之从认识文字入手掌握语言可谓捷径。但这样究竟能不能使他理解语言呢？

使彻之患上自闭症的原因好像是：他感受别人情感之前，就已先对文字产生了兴趣。

（在日记中我用了"使他患上自闭症"的语句，可见我当时罪恶感的深重。正因如此，我竭尽全力投入训练。当时我对自闭症的理解仅限于此。）

可是，在教他语言之前，先令其认识文字，然后再教意思，这种做法是否正确呢？与其说写都不会，还不如趁他会写字，借助文字教他语言，这也许是一条正确的途径。但对彻之而言，文字犹如游戏，难解其中奥义，这样做真的行得通吗？

为了能让彻之回归正常，我倾注全力训练儿子，也让他继续接受语言辅导。彻之会发音会写的语言也与日俱增，这令我十分欣慰，但还是时时有莫名的不安掠过心头。

＊ 尝试体验实物

只要能说话，就能成为普通儿童，我抱着这种信念，不懈地训练儿子，但逐渐觉得方法有点不对头。靠桌面上的语言训练并不能使他使用语言，得另想办法。

若要真正地理解语义，必先得体验一下实物。于是，我创造机会让他观察、触摸实物，以得到实际的体验。

既然彻之非常喜欢数字和文字，不妨就从此入手吧。比如，当他一边唱"数字1像什么？工厂的烟囱！"（发音和语调并不很标准），一边用假名字母写出烟囱（感兴趣的歌词、单词他会写出来），我就带他去附近的大浴场，让他见识一下真实的冒烟的烟囱。再比如，在电视、报纸、杂志、招牌上经常耳闻目睹横滨、东京等地名的字眼，那么就带他乘上电车，赶到横滨站、东京站，让他实地看看写着横滨、东京的站牌。

如此这般，东奔西走，努力教他明白：他写的文字本有其意。

普通的孩子即使不会写字，也会理解烟囱、东京的意思，可彻之正好相反。以文字为突破口，得教他文字是有其含义的这个道理，得向他脑中灌输那是什么（即语句、文字的意义），以形成概念。如果不这样，那些文字对彻之而言只不过是他个人世界里的一些符号而已。

但"快、慢"这些抽象的单词却不像烟囱之类能呈现具体物象，于是我就利用游戏来教他体会。跟着童谣的录音和儿童电视节目中的儿歌，我们手拉手，时而边跑边唱"咚、咚、咚，快快"，时而大跨步慢走，唱着"啦、啦、啦，慢慢"。在外面也时常边唱边散步，或边唱边玩追跑游戏，让他体验快慢的节奏。

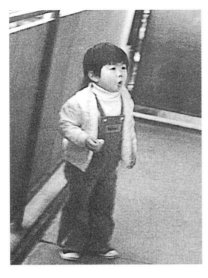

右手握着划写文字用的石头，念着门牌号码。（三岁一个月）

那时的彻之超级多动，时不时地突然往外边跑，在外边玩得起劲得很。每当他逃到外边去，我就边追边喊"小彻，啦、啦、啦，慢慢"，他就会减慢一点速度，或者有一点等我的意思。虽然不能确定他是否真正明白了，但我有一种预感：尽管他现在多动难静，但总有一天我可以用语言来控制好他的行为。

在参加地域训练会的时候，每月有两次与保育园小朋友交流的机会。当被其他小朋友追着时，彻之总是边逃边哭。我做梦都想让他和其他小朋友一起高高兴兴地你追我赶，体验游戏的乐趣。与彻之玩追赶游戏的时候，一旦他玩起兴了，我就不得不奉陪到底。他精力充沛，每等他尽兴了，我也筋疲力尽了。尽管吃力，但这种游戏操作简单，成了我与他的一种交流方式。他也喜欢上了这种游戏，逐渐学会等着我去抓他。

接着，为了能跟其他小孩玩起来，我又教他石头、剪刀、布的游戏，告诉他游戏规则：输的一方扮鬼，得去追别人。但是彻之不管输赢，只知道逃跑。（让他掌握石头、剪刀、布的游戏花了不少时间。弟弟政嗣出生以后，一起成长的过程中，两人经常比划，彻之终于理解了这种游戏。我将在第3章具体介绍。）

＊艰苦卓绝的努力，积极乐观的错觉

只有在我尊重彻之的想法、配合他的步调、完全奉陪到底的情况下，他才能在玩够以后（也只有此时）接受一点我的指令，给予合作。接着，我想让他学习有顺序的运动，就先尝试教他以前地域训练会中做过的儿童操。首先，我一边唱歌（在家就开录音机），一边做儿童操给他示范。然后，我手把手地教他做。他一点点地学会了做儿童操。有时他站在镜子前面，发出"咻，咻丘，丘"类似号令的声音，伸伸手，甩甩手，做做前屈侧屈，比较有节奏地做起来。

在我的日记中有这样一段乐观的记录：

> 体操已做得比较到位，自己也能"一、二、三"地喊着口号做操。学会模仿了，自闭症好像已经痊愈。

（因为能和我一起玩，也学会了模仿，母子关系也建立起来了，所以自闭症痊愈了——这只不过是我当时的错觉。但征服自闭症的艰苦卓绝的努力、积极乐观的错觉，令人欲哭无泪。）

如上所述，刚被告知彻之患了自闭症的时候，我想教他各种各样的事物，以修复母子关系，让他变成普通的孩子。因此，我心无旁骛，拼命地做强化训练来挽救他。在当时，流行很多说法，看电视是自闭症的原因，录音机对人有害，机械音不好等等。既然这样，我索性把电视机放进了储藏室——藏好电视机，单靠"人声"教他。这样，彻之总会说话吧！努力干吧！现在看来，所谓仅靠远离机械的东西，用充满感情的语言，多对小孩说话之类的办法就能治愈自闭症不过是无稽之谈，可当时的我亦步亦趋地遵循专家的指导，不遗余力地执行着。

但我也不认为当时的做法一无是处。为了进入彻之的世界，感受他的情绪，我像天线一样张开触觉知觉，来感知儿子发出的微弱信号。这种做法如今被称为包容式的交流——接受对方，努力去理解对方的信息，而我当时已在无意识地实行。

自闭症是脑神经受损的先天性疾病

人们对自闭症的理解与时俱进，发生了颠覆性的转变。以前认为自闭症起因于心理问题，即母子关系冷漠、缺乏交流，使孩子心灵之窗关闭（心因说）；现在则主张是孩子的脑神经出现了问题，是一种先天性的疾病。自闭症的诊断标准也总结如下：人际关系有问题，和人交流有障碍，行为怪异，三岁以前发病。

［自闭症的概念和治疗方法也一直在变。现在有自闭症谱系障碍的说法，概念上比以前有所扩大，诸如高功能自闭症、阿斯伯格综合征之类也被认为是自闭症。因此，自闭症百人百样，因人而异。既有智能上没问题的人，也有非常健谈却完全不顾对方感受的人。还有具有同样行为特征的ADHD（注意力缺陷多动障碍）、因认知迟缓被诊断为精神发育迟滞和学习障碍（LD）的人等。区别和界限很难划清，还有并发症状。另外，医生的见解也各不相同。因此，不要以诊断的病名来区别小孩，而要了解自己小孩的兴趣、特长、欠缺的技能、感受和想法，进而实施有针对性的培养，这才是非常关键的。为此，我们要制定个别培养计划和程序，对孩子进行疗育、教导和辅助。］

大约在彻之进小学的时候（1979 年），我听到了一种说法：自闭症不是心理情绪障碍疾病，而是因为脑中的知觉、信息处理机能出现了问题才发病的。比如，大脑受到器质性损坏，脑的统合化过程出现了问题；超多动的原因在于细微脑损伤，感觉刺激的知觉出现异常，语言中枢有障碍等等。可知，自闭症是一种先天性的疾病，与后天无关。这就否定了令我颇感冤屈的所谓对小孩教育不当、感情不足造成自闭的看法。我记得当时曾松了一口气：从此再也没有人责难我了！

（但因为专家没有致力于纠正自闭症源于教育不当的错误学说，至今错误的理解仍在一些老师和医生的脑子里根深蒂固地存在着——而这些人本应该是自闭症患儿的理解者和教育者。流弊所及，地方越偏，像以前的我一样受冤屈的父母就越多，他们至今仍为此自责。我迫切希望专家们尽快纠正错误的成见，努力普及正确的认识。）

一方面我安心于彻之的自闭症不是由于我的过失引起；另一方面，仔细一想：既然是"脑中的障碍"，应该是无药可救的吧，于是心情又复杂起来。专家们所主张的各种学说、各种治疗方法，众说纷纭，令我无所适从，但有一点我理解了：自闭症是难治的病。病因和本质至今不明。现在也没有什么治疗良方。也就是说，无论什么医生、专家，都不能治愈自闭症。既然是无法治疗的疾病／障碍，我就没必要带着彻之为治疗和训练而奔走，更何况彻之本人也厌恶折腾。我认定：无论谁也治疗不了我儿子的病。我决定一边从自闭症专家那里学习有关自闭症的知识（自闭症的特性等），同时收集最新的疗育、教育、社会福利的信息，一边自行摸索培育彻之的方法。

自闭症到底是什么？对这些难懂的专业问题我可以不了解，但对我自己的儿子彻之的事情我必须了解。尽管有自闭症这个特性，但他是一个活生生的小孩，所以我无论如何要彻底了解眼前的这个小孩。

我不求其他，只希望彻之能认可我是会保护他的可以依靠的妈妈。

没有比彻之跟我撒娇，喊我一声"妈妈"更令我开心的事情了。

彻之被认为智商很低。既然我全心地爱他，我就要抛弃庸俗的价值观——能力落后的小孩（非普通小孩）是无价值的观念。①

＊ 就这样也挺好，想通了以后，心理压力一下子减轻了

彻之到处捣蛋，麻烦层出不穷，到处挨骂；我也跟着到处赔礼道歉。痛苦辛酸的记忆绵绵不断，也找不到教导他的好方法，再加上周围的训斥和投诉接踵而来，我身心俱疲，感到快被压垮了，甚至想到：彻之住在这儿，对大家是个累赘。既然这样，他就没有生存的意义，如果没这孩子该多好……可每当夜晚看到他无忧无虑酣睡的样子，厌恶的心情便如冰而释，哪会忍心把他掐死，还会为自己有这样的想法（哪怕一瞬间）而感到羞耻，爱护他的心情反而更强烈了。小孩子捣蛋没什么大不了的，我道个歉不就得了，我感到对彻之的任何行为都能原谅了。

等儿子熟睡之后才好不容易有自己可支配的时间，我的心境也平静下来。（这样宁静的时间确实来之不易，可对年轻的母亲来说多么重要

---

① 译者注：近日在青聪泉听了台湾学者刘仁洲先生的讲座，大受启发。原先以为阿福活在世上无甚价值，只是因为血缘关系和义务观念，我们必须善待他，即使牺牲我们夫妻俩下半辈子的幸福也在所不惜。现在终于恍然大悟：阿福的存在就是他的最大价值、最大贡献。自闭症患儿的最大价值和贡献体现在启发人类的爱心，考验人类的良知，如果人类不学会同情弱者，那么这个世界将充斥竞争，一脉温情将不复存在，鳏寡孤独将无所依靠，这样的世界是一个失衡的世界，成王败寇的世界。职场的末位淘汰制不可以无限制地拓展至人类社会，以致威胁弱者的生存权利。自闭症患儿是上帝的使者，上帝相信我家有足够的温情才把阿福托付给我们，我们一定举全家之力善待他，尊重他的生命轨迹，探索他发展的可能性，陪伴他艰难前行。

呀！）

端详着彻之无邪的睡容，我经常自言自语：不必硬要他成为普通的孩子，哪怕只有普通小孩的一半能力，他也够可爱了（其实当时的彻之连普通小孩一半的能力都没有）。给人家添点麻烦也没关系。他添多少麻烦，我弥补给人家多少就好了，人家觉得可以就行了。彻之就这样也挺好（哪怕是残障儿童），也挺可爱。此时，紧绷的神经松弛下来，心头有如释重负的感觉。

平日一直剑拔弩张、全力以赴地培训彻之，如今心里总算放松一些了。每当想到就这样也挺好的时候，我才反省平日的做法——平时只盯着彻之这样不会那样不会，急躁不安；也为他的一些怪异行为倍感压力。现在想来，那些彻之让我颇感压力的行为反而是他充满活力、精力充沛、健康无邪、生命力张扬的体现。

＊ 我想开了

成天玩水，排列汽车玩具，不也挺好吗？

在宿舍的水泥墙壁上乱涂乱画数字和图案，有什么大不了的呢？

尽管他不找我说话，但不也学着儿童电视节目的儿歌，乐呵呵地哼唱着吗？

与弟弟政嗣争执而发怒，揍了弟弟一顿，也不必太在意——不就是普通的兄弟吵架吗？

＊ 怎样才能自立？

我决定彻底改变育儿方针。

既然自闭症治愈不了，就接受现实，不必刻意求医治疗。

既然他有障碍 / 能力缺损，那么我就寻找弥补缺损的方法。

平时注意发掘他既有的能力，帮他发展提升这种能力。

哪怕他有一项擅长的技能，也可以以此作为自立的手段。

选一些技能来培养：既是自立于社会所需要的，又是我力所能及的，同时也是适合他的技能。

虽说他有障碍，但我不想缩小他的生活空间。要让他在我们的城市过上丰富多彩的生活。总之，我的愿望是彻之能按照自己的意愿，过上主动的幸福生活。

从怎样才能治愈彻之的自闭症到接受现实的他，再到如何才能使之自立最终到如何才能使之幸福——这就是我的思想转变的心路历程。

（说起来容易，其实我明确改变育儿方针是在彻之读小学的时候，也就是我明白要想他成为普通的小孩不过是幻想的时候。到了他读中学的时候，我才确信这个方针正确无疑。）

*

在我的脑海里，有一个彻之的美好未来：既然生而为人，某一天他定会对人产生兴趣，会喜欢跟人交往，会主动与人交流。不受任何人的管理和强制，按照自己的意志，主动地选择和创造普普通通的生活。能让他过上这样的人生该多好呀！

仔细想想，对普通人来说这些都是最平凡不过的事情，都是一些小小的要求，但对当时我们这些家长来说，为了实现这些最基本的愿望，需要巨大的勇气、坚强的决心，并为之付出长年的心血。

＊ 成为他与外界联系的桥梁

腿脚不便的人可以借助于轮椅，盲人可以借助于盲文，有了这些工具，身体残疾的人能过上非常好的自立生活。城市中的建筑物、车站等处的道路、楼梯都配备了无障碍设施，残疾人生活的空间也随之扩大了。

同样，自闭症患者也需要支撑，即人的支撑。就像轮椅和盲文起的作用一样，能理解、援助并热心担当沟通角色的人对自闭症患者是非常必要的。

因此，我作为家长不可回避的工作是：找出彻之今后生活上将要面临的困难之处，发掘他将来赖以自立的必要技能和尽量多的交往意愿，担当彻之与外界联系的沟通角色——为孩子构筑一个支撑他健康生活的人际关系网。在孩子幼小的时候，担当沟通角色的，除了父母之外别无他人。

为了让周围的人们尽量多了解、多理解、多帮助彻之，作为母亲，我要义不容辞地担当他与外界的沟通人（翻译的角色）。

和彻之一起出去是一件非常需要勇气的事情。必须忍受周围责难的白眼——怎么这么没教养！必须抛弃面子和尊严，即面对彻之怪异的行为，就连与他朝夕相处的我这个母亲都觉得羞耻的想法。

彻之为什么会有打扰人家的怪异行为？我要努力感知彻之的心情（尽管我不明白的时候居多），如果明白原因，我将向对方传达他的想法，说明情况，尽量争取对方的理解，以得到谅解和宽容。

我想优先考虑彻之的心情。如果作为母亲的我因为感到羞耻而去阻止他的行为的话，那么彻之的心情（想法）也就表达不出来了。为了尽量减少给别人添麻烦的行为，我决心培养他自立生活所必需的能力。儿子添多少麻烦，我给人家弥补多少，这种情况在孩子小时还行得通；等他大了，麻烦也大了，并不是我能一一弥补得了的。因此，为了防患于未然，培养他的自立能力是非常重要的。

另一方面，为了让残障的孩子能堂堂正正地在社区生活下去，消除周围人们的心理隔阂（误解、偏见、歧视），我有必要做许多铺垫工作。不少人有一种错觉：对残障的孩子而言，待在福利院会比在社区生活得幸福，从而会说：你孩子进了福利院多好。恰恰相反，就像小鸟喜欢广阔的天地而厌恶逼仄的笼子一样，孩子本人也真心喜欢在社区生活。我要呼吁周围的每一个人，希望他们宽容地接受这些残障孩子：你们尽管有障碍，也一起在这里生活吧！因为你们也是这条街、这个社会的一个成员。

为此，我们要辛勤地耕耘人们的心田。除了硬件的社会福利，软件的社会福利更为重要。相信残障人士本人和他们家长的热切企盼，会逐步改善周遭的人文环境。

＊教他三件事情

经历几番挫折，我彻底改变了育儿方针：从如何治愈障碍到承认接受现实的彻之，再到考虑如何使其自立。

下边说说如何培养他的自立能力。为了让彻之一点点地自立起来，一开始我就着手理顺我们生活的周边环境（场景、人，等等），与彻之一起心平气和地、耐心地、一个一个仔细地学习。为了实现自立，可以考虑学习三件事情：

①为了过上丰富多彩的自立生活，尽量学习多项自立技能。

②为了不被社区、社会排斥，要教他最基本的社会规范。

③教导他与人交往的正确方法。

在日常生活场景中，如果碰到给别人添麻烦的事、为难的事、做不来的事时，我就想一想是不是对得上以上三点。对得上的话，我就相信彻之的可能性，研究制订渐次掌握的细化程序，试着让他学会这项技能；对不上的话，不会也无所谓，如果有必要的话，今后再考虑其他的方法。

因为彻之以前什么都不会，如果像赶鸭子上架一样，一个劲地要求他学这学那，我和彻之都

第2章

培养自立意识和能力

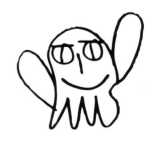

会崩溃的。我时常告诉自己：不要 100 分，只要 50 分就行了。并以此来减轻自己的压力。如果给人家添了点小麻烦，弥补一下就得了；人家也会谅解的——就睁只眼闭只眼，能过去就行了！

（不是不求人家帮助，而是不会的地方互相帮助。只有守望相助，关怀他人之心才能萌发，我们生活的世界才能和谐——任何人都能得到宽容，活得舒心。）

教他自立技能

虽然自闭症不能医治，但多学点自立的基本技能，也许能让他过上自主的生活。哪怕他只有普通孩子的 10%，只要花上 10 倍、100 倍的精力和时间，也许学得会吧。如果我一个人不行（当然，仅靠我一己之力远远不够），那么就向周围 10 人、100 人求助。

在平常与儿子一起生活的同时，我尝试研究适合他的培养方法，探索帮助他自立的途径。刚开始能力也许不过 10，但一点一点地学过去，倘若在他成人之前，能达到 50 该多好啊！

我有一颗平常心，就这样也挺好，能有 10 就不错了，但看看当今的日本社会，不敢简单地这么说了。

比方说，对身体残疾者而言，电动轮椅、自助器具等福利设备的开发，无障碍设施和升降机的设置以及盲文指示等物质设备的改善，大大减轻了他们的不便。再者，他们的障碍 / 残疾显而易见，本人也能明确提出要求，所以周遭的人可以与他们一起思考如何使生活过得更加便捷，也比较容易倾听他们的心声，适时提供支援。

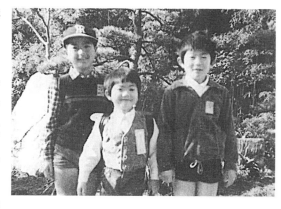

小学刚入学的新生政嗣、四年级的彻之和同学一起上学。

可是，对自闭症患者、智障者而言，其障碍从外表上很难看出（外表和正常的孩子一样），而麻烦、困顿却层出不穷，因此，很容易被人家贴上没教养的坏孩子的标签，被认为是父母教育失职，从而很难从周围得到必要的理解和援助。

很难看出、很难理解、容易遭误会的自闭症患者，在现实生活中困难重重。仅凭10的能力，在社区中生活下去将会引发各类问题，其本人和家庭成员的艰辛程度也可想而知。而且，随着孩子的长大，他们与家人一起生活也越来越困难。家长们为了寻求安定的日常生活，加上担心自己百年之后孩子无人照顾，往往会产生这种消极想法：还是让他进福利院省心、安心。

另外，倘若个人自立技能达不到一定程度，不能掌握社会规则和礼节，即使无障碍设施再多，也生活在正常地域，但是和周遭的人们无法交往，到最后还是会被封锁在家中，本人的QOL（指人生的质量、生活的质量）终究是非常低的，与游离于地域之外毫无区别。所谓真正意义上的地域生活，并不只是在地域中待着，而是在接受周围支援的同时，充分利用社会资源，过上生动、充实的日子。

（自闭症患者只有积极地走出去，才能促使餐厅、超市、游乐园考虑对策，提供相应的服务。比如说，在城市中到处放些自闭症者容易理解的视觉性的说明书。这样，环境设施配备好了，自闭症者容易理解了，发

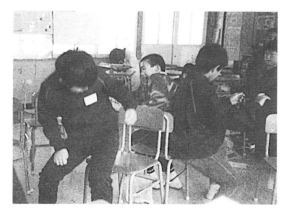

在与同学们一起游戏的过程中学习游戏规则。

狂易怒的现象也会自然减少，这才是真正的无障碍设施。）

就培养自立技能而言，我要分清哪些是他不会的（有障碍的部分），哪些是他会的（没有障碍、健康的部分），从中寻找可能性，引导他学习自立的技能。实在不会的事情，可以考虑给予帮助；倘若硬要让他学会，进行特训，犹如要求坐轮椅的人站起来行走，无异于缘木求鱼，无济于事。

当然，我必须分清：他是因为有障碍而不会，还是因为不明白而不会。如果是因为不明白而不会，则应该根据本人的理解程度制定计划和程序（在作业操作时要有程序表，在烧菜时要有材料配方），辅以实物、绘画、图片、卡片、数字，简单易懂地、耐心地、态度和蔼地、有顺序地、细致地传授，有些东西他也能学会。从他感兴趣的事情开始着手，学会一点，则不吝表扬。我想：即使他不理解我对他说什么，他也会在母亲的赞赏之下感到快乐。因此，我一直微笑地面对他。我的微笑和赞赏他、认可他的感觉能传达给他就可以了。我的语言未必能传达，但心情必然是可以被感受到的。

＊ 将计就计，就利用他的刻板行为！

分析一下，彻之到底会些什么呢？会的寥寥无几，不会的一大堆。他感兴趣的都是些所谓的问题行为——被专家们称为必须要阻止和消除的刻板动作。

除了数字、文字、记号之外，彻之对水，后来又对卫生间特别迷恋。

一旦接触，则注意力极其集中，目光如炬，神情亢奋。这些都是生活必需的东西，也是将来自立时不可或缺的东西。我灵机一动，将计就计：就利用他的"刻板"来教他吧！（这也算转换思维的妙例吧！）

于是，从打扫卫生间开始，打扫浴缸、擦地板、擦玻璃、洗碗、烧饭做菜、洗衣，一项一项地扩展开来教他，同时也不断地表扬：能帮上忙啦！我省力多啦！

其实，我并不是一开始就想到利用彻之的刻板来引导他学习生活自立的技能的。可谓山重水复疑无路，柳暗花明又一村。

想当初，被专家告诫：必须消除其刻板动作，我也努力去执行了。但说说简单，做起来很难。我可以把彻之刻板的对象——电视机、百科辞典、挂历等东西藏起来，但对日常生活中特别是像水一样无处不在的东西，想藏也藏不了。

彻之东走西跑，每次他玩水捣蛋的时候，我都会训斥："不准捣乱了！快停下来！"我的禁令，总是引得他发怒。在我们的小区里，总能听到彻之的 KI-KI- 声和我的斥责声（到底是水泥结构的单位宿舍，回响不断）。彻之对我的否定语言特别敏感，一说他，他的刻板反而更厉害。越是禁止，他同样的行为越是反复不已，就像某种无形的力量在强迫他做一样。对他的顽固抗拒，我束手无策，只得奉陪到底。逐渐想到了不如利用他的刻板！

严重的刻板，反而有它的好处也说不定。除了利用他的刻板，我真的想不出其他方法。如果把刻板对象全部隐藏起来，彻之会无所事事，无聊的重复动作更会无止无休。就是现在，在工作的间隙，没事干的时候，无聊的重复动作还经常出现：时而蹦蹦跳跳，时而摇头晃脑，时而左右摆动身体，时而用手指在空中划字。

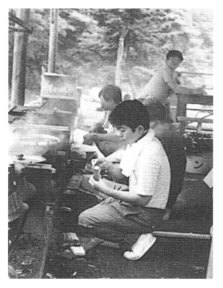

野营的炊事活是他的拿手好戏。（中学二年级）

（最近因为演讲去冈山县，就讲讲那里自闭症儿野外疗育营地的事情吧。彻之热心地为大家做咖喱饭，完事之后百无聊赖，就在锅边蹦蹦跳跳。在与彻之见面以前，许多家长都认为：既然他成了公务员——日本的公职人员，那么他不会是自闭症吧！现在看他的这些举动，终于相信：原来跟自己的孩子一样！我做完讲演到营地去探访，碰见彻之闲来无事，正在空中不停地比划写字。于是我递给他铅笔和纸，他马上坐在桌边，把当天初次见到的冈山县的地名、碰到的小孩的名字等等逐个记录下来。他看起来挺聪明斯文的，又引起了大家的围观。）

＊ 易怒发狂是其意志的强烈表现

解决问题行为的捷径，在于不要只盯着他这种行为，而要教他正确的行为以取而代之。

但对付严重的行为障碍（已经发生的高度亢奋的状态）时，想马上把他的行为转移开来是非常难的，没有什么有效的解决方法。当他发脾气时，我选择把他与外界隔离的应对方法，然后我会在旁静观。因为我觉得：如果厉声阻止他或者用力压制他，只会适得其反，使他更加亢奋。

我曾经听到很多福利院职员说：自闭症患者易怒发狂，因此必须要用力气把他压制住。在这样的指导之下，自闭症患者本人怎么会产生自立的意愿呢？

我们要理解他的心情，探究为什么会产生这种行为？首先必须要考虑该行为产生的原因。正因为易怒发狂是其意志（要求）的一种表现方式，所以这也许是我们培育其心志的机会。我们要贴近他本人的心情，摸索他想表达的意思，在发展成严重行为障碍这种难以对付的状态之前，就要想好预防措施，防患于未然。这是非常重要的。

如果自己的心情不被周围的人理解接受，那么心志和自立的技能就无从培养。在教育的重要阶段，一味强调用禁令和强力压制，必然会导致他们的自我意志被抹杀，不知道该怎样做才好。在得到大人的许可之前，连自己酷爱的食物都不敢吃，成为一个只会等人指示，俯仰由人的人；或者相反，在家中当孩子长大力气大过父母的时候，或在福利院碰到比自己还弱小的新来的伙伴的时候，往往会把弱者当作出气筒，施以暴力攻击。这种欺软怕硬现象的发生，不是源于其本人的障碍，而是由其成长过程中，一直接受的学校、福利院的强力压制所致。这是多么让人心酸悲伤啊！

越是禁止，彻之逆反越强烈，他的刻板也越厉害。如果当时用强力压制其刻板行为的话，到后来也许会升级到经常发狂易怒乃至自伤的结局吧。

教他社会常识

生活在当下的日本社会，如果不掌握交通规则、购物方法等社会基本常识，就很难生存，甚至有可能被驱逐、被排挤。

譬如，乱闯红灯就有可能被车撞死；私闯民宅或在商店中随意乱拿、损坏东西，就有可能被当成盗窃犯而被捕。当被禁止或被告知不行时，马上急躁发怒、打人推人，小的时候人家尚能原谅——这小孩淘气了点；大了还这样的话，人家就会作为伤人事件来处理了。成人以后，患儿力气与日俱增，父母穷于应付，只好将其送到没有信号、没有商店、没有邻居、远离人世的福利院去，这也是无可奈何的归宿。因此，我们必须扎扎实实、循序渐进地教他交通规则、购物方式以及与人交流的方法等等社会基本常识。

比如，倘若在餐厅用手抓着吃菜，同桌用餐的家庭成员会顿时大倒胃口。

彻之小的时候，大人每次递过去筷子或调羹，他总会扔掉。我总是一边说"吃饭要用调羹"，一边耐心地捡起来。如此反复多遍，慢慢地他也学会了。弟弟政嗣熟练使用调羹、叉子和筷子的时候，彻之在旁边看着，终于理解、接受了"用调羹吃饭"这句话，自己也能同样地使用了。其实他手指挺灵巧的，只要他有了"使用调羹来吃饭"的心志以后，马上就学会使用了。

学会使用调羹了，彻之就可以在餐厅大口大口地吃他最喜欢的咖喱饭了！

（彻之还没有机会吃全套的法国料理——因为那要求按顺序熟练地使用许多刀叉，这什么时候也得挑战一下。）

当要教他东西的时候，彻之总以哭泣、逃避、仰身、乱扔东西来抗拒，这些举动政嗣也曾有过。只是彻之抗拒的程度比较严重，持续的时间比较长。这确实挺伤脑筋的。

每当挑战新事物的时候，彻之总是抗拒，但无论如何我都要向他坚决地表示：我要让你做这个，绝不妥协。迫于我的压力，彻之会哭丧着脸或打我几下，对这些小小的抗拒我不予理会，还是要他做。

（当他非常强烈地抗拒时，我会反省：是不是因为障碍而确实学不会呢？是不是我的做法有问题呢？抗拒比较小的时候，就要抓住时机教他——时机的把握要靠感觉和经验。）

出人意料，只要辅助一下，表扬一下，他就会开始做起来。教养、教育都是表扬出来的。

看看那些前辈，他们成了当时的错误学说（是冷漠的母亲造成了孩子的自闭症）的牺牲品，听从专家所谓让孩子做他们想做的事的告诫，让孩子放任自流，根本谈不上什么教养。在急躁发怒的孩子面前，既不能训斥又不能鼓励，像面对肿块一样，除了袖手旁观毫无办法。

如果不教孩子们社会规则，小的时候还能凭本能行动，但等他们长大了，周围的人们马上会要求他们遵守社会规则，一旦孩子办不到，就会受到训斥，失去自由。但是从孩子们的角度来看，他们并不知道被禁止的原因，除了急躁发怒之外无法表达自己的心情。虽然孩子们种种急躁发怒的表现都有其含义，但是周遭的人们并不理解，甚至采取错误的应对措施，更加剧了孩子们的爆发。尽管如此，人们还把急躁发狂称之为自闭症固有的问题行为，这不很可笑吗？

对急躁发狂的反复发作，周遭的人们疲于应付，就把他们送到远离人世的福利院进行隔离管理（有时采取药物控制），这样的例子屡见不鲜。在福利院里，由于工作人员的照顾不周，应对不力，往往引起患者发怒发狂，弄得浑身是伤。每当此刻，他们小时候可爱的童颜与现实的窘相重叠交替呈现眼前，怎不令人五内俱焚，黯然神伤？如果人们能充分理解自闭症患者的心情，及时给予恰当的照顾、教育和支持，他们不就能安度此生了吗？每思至此，心酸不已。

教他与他人交往的方法

我认为自闭症障碍的本质，既不是刻板动作，也不是易怒发狂，更不是所谓的严重行为障碍。现在看来，这些都是由于交流障碍而引发的次生现象。由此而表现出的各种各样的特性，引发起各种各样障碍的症候群，也就是自闭症。

因此，我想教的第三项——与他人交往的方法——是至今为止最难的课题。

彻之的语言发育迟缓，复杂的语句他肯定学不了，这个我早有心理准备。但是如果不掌握一些交流手段，他就无法构筑和谐的人际关系。因此，我想教他在与人交往中最最重要、最最简单的交流语句——打招呼。

该怎么教呢？比方说，在家中，如果几十回、几百回地反复要求他说"早上好"，可能有一天，他也能鹦鹉学舌般地说"早上好"。但是，要作为确切的对他人的招呼语来使用的话，可能永远也做不到吧。

由此我想：教"早上好"的时候，与其在家中练习100遍"早上好"的发音，还不如每天早上请100个人对我们打招呼："早上好"，在邻居们的协助下学习。（在本书的第6章中详细介绍。）

与他人交往时，彻之偶尔做出拍打他人等一些不合适的举动，那是不是想要表达"想和你玩"这种意思呢？先推敲一下彻之的心情——他想做什么呢？比如，如果想和别人玩的话，不要拍打，可以做手指游戏。为了能让彻之和喜欢的孩子一起玩，我教他俩玩手指游戏。

不应该训斥拍打他人这种问题行为，而应该教彻之正确的行为来替代拍打动作。为了减少错误行为，就要教他正确的行为。成功的秘诀，并不在于减少错误行为，而在于增加正确的行为。

不仅是打招呼，学习在社区中生活必须掌握的知识时，也不是靠我一个人来教的，而是借助社区人们的力量自己学习下去的。在家中，由于母子这层特殊的关系，不论怎样灌输社会常识、礼节、寒暄等，也很难让他真正地理解。

比如，即便告诉他商店里的东西不能随便拿，彻之还是会拿走。每次我提醒他，彻之也不理解怎么回事，还是会重复犯错，将东西拿回家。因此，我想教他：商店里的东西需要用金钱交换。

但是，如果不去店里，只在家中，不管怎么用文字、图片来教，不与店员接触买东西的话，是无法真正学会的。[①]

要学习如何用金钱交换东西，必须要先学会在店里收银台前排队（教他凡事有先来后到这一规则就已经够难的了）。所以在他小的时候，我就牵着他的手，从买一个彻之喜欢的东西开始慢慢教他。（将在本书的第7章中介绍。）

现在，彻之可以在经常光顾的超市收银台前排队了，一个人也能自由地购物了。周围的人哪怕提供一点点的适当帮助，也比只我一个人教育要强上几十倍。只有先建立起与他人的关系后，才能获得生存下去的技能。

---

① 译者注：身临其境胜于闭门造车，信哉斯言！

＊ 为什么不阻止他的自言自语？

鼓起勇气，和彻之一起进入社会。周遭的人们开始了解彻之，理解自闭症者的特性，习惯其行为方式，并想办法与他交往。一旦习惯，也就见怪不怪了，把一天到晚的自言自语看成个性，大家毫不介意，坦然接受。把自言自语看成是问题行为还是个性，说到底这只不过取决于与之打交道一方的思维方式而已。

2005 年 5 月，我应邀去韩国讲演，会场中曾有一位母亲问我：为什么不阻止孩子的自言自语？

我是这样回答的：我会让彻之区分场合。在学校的课堂上、考试中，或者在单位的办公室里——会妨碍他人的时候，是不可以自言自语的；而在自己家中时，或在单位里只有他一个人打扫卫生间时，或在个人的自由时间里，自言自语也无所谓的。我并没有二十四小时、三百六十五天禁止他。说句实话，我也想阻止彻之的自言自语。如果能禁止得了的话，我早就这么做了。但是越是禁止，彻之的不安越是强烈，其他的问题行为也相应增加，所以我不得不放弃。也许，在紧张或痛苦的时候，自言自语是恢复心神安定、消除压力的方式，是一种没有副作用的精神稳定剂。

再者，对我来说，这也是一种收集信息的方式。我可以通过其自言自语了解到：他对什么感兴趣，对怎样的事物会有反应。彻之不擅长与人交流（向人表达自己的心情），如果一直沉默，我则无从了解他在想些什么，反而会很不安。还有，把彻之的自言自语听成是快乐的唧唧呱呱，我也会很快乐。有时听着听着，我会忍不住笑出声来。朋友们倒也宽容地看待：笑出来虽然有些失礼，因为有趣自然就发笑了。这反而说明你觉得他可爱，没有用特殊的眼光来看他。

自言自语是彻之表达心声的一种重要手段。一天中紧张的时刻越多，我越想为他营造一个可以自由地自言自语的环境。我想，如果全面禁止他的自言自语，那么开朗的笑脸和健康的活力恐怕也会随之消失吧。

那位母亲说：这样说来，我家女儿真是毫无笑脸。因为一声不吭，女儿的心情我无从了解。我一直以为，自闭症是一种沉浸在自我世界里的疾病，所以女儿没有笑脸也理所当然。我在 KBS（韩国电视台）"特别星期天・奔向社会"（2002 年 3 月 17 日晚上 20:00–21:00 播出）中，看到了彻之欢快的笑颜，曾怀疑他是否真的患有自闭症。（眼见为实，这位母亲在首尔会场看到彻之本人的时候，已经可以确信没错，彻之的确患有自闭症。）

据那位母亲说，因为自言自语招致周围人们的反感，自己和女儿在一起都会觉得很羞耻，所以一直在阻止女儿自言自语。

我也时常因为和彻之在一起感到羞耻而去阻止他自言自语。

比如，和彻之一起乘公交车时，彻之边摇晃身体边喃喃自语，引得其他乘客一齐向我侧目：为什么那个母亲也不去提醒阻止一下？周围责备的目光，使我如坐针毡。我一边想着：和用手机大声说话的人相比，这也不算是麻烦呀；一边又感到羞愧，要提醒彻之注意。但是，要是直接说安静下来，怕伤害他的自尊心，所以我一直在其口袋里备着张卡片，上面是：嘘！还有一幅图画，并给喜欢英语的彻之标上 "PLEASE BE QUIET"（请安静）的文字。我提醒他：请看一下衣袋里的卡片。让他拿出卡片，自己来理解，按自己的意志停止自言自语。（要尊重其自主性，使他能控制自己的情绪。）

即使这样，有时也坚持不了五分钟的安静。我不厌其烦、几次三番地让他看卡片。于是彻之就说："妈妈请待在这里，彻之去隔壁车厢。"随后逃走。受到父母的干涉，谁都会厌烦吧。彻之在隔壁车厢，直到下车为止一直快乐地表演着他的自言自语，洋洋自得。周围既有皱眉头的看客，也有饶有兴致的旁观者。

觉得羞耻的只是我，既然他本人不感到羞愧，也没给周围增添很多麻烦的情况下，我不妨改变一下自己的思维方式。不要因为我的羞耻感、我的难堪而去禁止他，这样不也挺好吗？

我恢复了失去的自信

在彻之成长过程中，有一个起了重要作用的好帮手。此人正是弟弟政嗣。

在彻之两岁九个月的时候，政嗣出生了。一个月之后，彻之被宣告是残障儿童。

残障儿童和新生婴儿两者都要培养，真是困难重重……我能做到吗？我的人生背上了这么重的包袱，会受多少累呀……我这么想着，相比宝宝出生的喜悦，还是不安更多一些。

但是，对于已是残障儿童的母亲，且陷入绝望的我来说，政嗣根本不是沉重的包袱，反而给了我生存下去的希望。政嗣的茁壮成长，证明了我并不是一个不会培养小孩的失败母亲，他使我恢复了作为一个母亲、作为一个人的自信。

政嗣像天使般天真烂漫。他无邪的笑脸，成了我力量的源泉。最重要的是，政嗣在彻之的成长中是一个绝好的榜样。养育政嗣的经历非常愉快。原来普通孩子的求知欲如此旺盛，真令人惊叹！政嗣在一天天的成长中，学会了一项又一项的新本领。

我想和彻之互动，可他总没反应。怎样才能

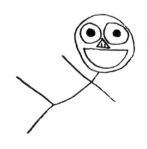

第**3**章

借兄弟的一臂之力

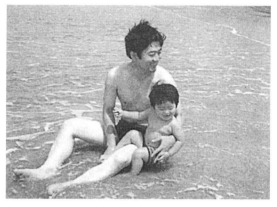

在我忙于对付彻之的时候，丈夫陪政嗣。

使他开心？怎样培养他才好？我毫无头绪，作为母亲的自信丧失殆尽。但是只要我逗政嗣，他马上能积极回应（甚至反应比我更强烈），我的母性本能被重新唤醒，心灵得到慰藉，与孩子们相处时也能面带笑容。

（养育孩子，只有在父母和孩子建立起互动关系后才能变得愉快呀！）

培养政嗣让我体验到养育的乐趣，也激发了我的下一个信心：对彻之基本上也能采取同样的养育方式吧。就算现在没有迅速的回应，但是我期盼着有朝一日他也会像政嗣一样有回应，于是决定积极向前、乐观开朗地面对彻之。

政嗣出生前的彻之，无法理解周围的世界，因此一直封闭在自己的世界（自闭、刻板的世界）中。对彻之来说，外边的世界是混沌一片的。随着政嗣的成长，在这个桥梁角色的帮助下，彻之一点点地接受各种信息，开始慢慢地对外面的世界产生了兴趣，一点点地进入我们的世界了。

政嗣是引导彻之进入外面世界的领路人。

＊

当时的我有一个目标：必须把长子彻之培养成一个不给人家添麻烦、堂堂正正的人。为此，我拼命地训练他。但是，这个目标与其说是为了彻之好，也许还不如说是为了我自己可以免受外部的指责而定下的自私的育儿方针。

我不了解彻之的心情，对三岁的他束手无策。无论怎样热情地说"这样做哦"，给他做示范，也无济于事。他的行动、表情、姿势总是和我的想象、期待完全相反，令我根本无法理解。

我越是热情，彻之越是无视我的存在，我行我素，一碰到熟悉的迷恋对象，就趁机逃进自己的世界中去。那尽是些电视里的广告、儿童节目里的童谣、日语假名字母、12345 的数字。

我每天就像对着个外星人似的，伤透了脑筋。语言的理解、模仿都很差（我后来才知道，这也是自闭症的特征）。在与彻之的相处上，我失败了。

正在这个时候，政嗣出生了。政嗣和彻之完全不同，对我马上有反应，一个个地模仿，上卫生间的习惯、交流的方式也不像教彻之时那么费力，非常自然地学会了。我仔细地观察后，总算明白了彻之在哪里出现了问题，我的语言方式哪里不对。为了让彻之能理解，我必须在表达方式上下功夫，不然无论如何也教不会他。全部都要推翻重来，从零开始。

＊ 让弟弟示范

在政嗣出生之前，我就送玩具洋娃娃给彻之，教他疼爱小宝宝。也许是小宝宝即将出生这个信息映入了脑中，彻之对政嗣这个小宝宝显示出了特别的关心。政嗣也非常喜欢疼爱自己的哥哥，总是紧紧地粘在彻之身旁。

彻之对我的语言无法理解，对我的动作无法模仿，但是他稍微能理解政嗣的语言，模仿政嗣的动作，政嗣在旁边时他是最安心的。彻之在玩水、玩组合玩具、写字的时候，旁边总是有个好奇心旺盛的政嗣粘着，模仿哥哥做同样的事。彻之一边沉浸在自己的世界中，一边也会瞄一眼政嗣，对

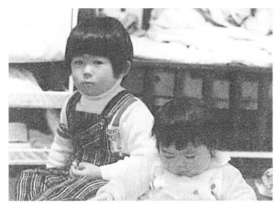

兄弟俩一直在一起。哥哥看上去多聪明呀！（彻之三岁四个月，政嗣七个月）

组合玩具拼装不好的政嗣稍微伸出援手（也许是介意政嗣的笨拙让他分神，只是为了让自己继续顺利捣鼓下去吧）。这样，从默不作声的自己的世界中出来，关心起了政嗣，和政嗣共有一个世界了。

吃饭也好，吃零食也好，兄弟俩一直都在一块儿。彻之对不会强制他的政嗣，颇为信赖放心，即使不使用语言也能心意相通。从政嗣婴儿时期到六岁左右的这段时间，我为了疗育彻之，有目的地、积极地带他玩水、玩石子、登山、去游乐园，进而参加运动和野营。这些时候，政嗣一直也在一起，因此，政嗣有了一段普通家庭的孩子无法体验到的经历。这些经历激发了政嗣的学习热情，使他成为一个善于思考、创造力强的孩子。

参照政嗣在生活中掌握各种技能的方法，我想也可以运用到彻之身上吧。①

政嗣在婴儿期开始模仿父母和周围的人，过了一岁能理解一些语言之后，便试着用语言来表达新事物。如果有不懂的，马上来问我（用语言和肢体动作来要求我示范、说明），不断地掌握新的技能。

眼看着弟弟在模仿和语言方面日益进步，不擅模仿、不会应答的彻之却总是乱成一团，也许是为了追求心理的安定而躲入刻板的世界吧。

---

① 译者注：教导政嗣在操作上相当于顺顺当当地播放一部电影；而教导彻之则相当于把这部电影用蒙太奇的技法全场放慢拉长，时而卡壳，时而重复，其缓慢处犹如蜗牛爬行，其动作分解犹如庖丁解牛。故而耐心、细心十分重要。

让彻之来模仿我们大人勉为其难，但模仿靠简单语言来交流的政嗣所做的事却相对容易，也许因为都是小孩、性情相近的缘故吧，他一点点地模仿着弟弟。我认为，因为彻之视觉上的认知能力比弟弟强，对感兴趣的东西（尽管非常有限）亦有惊人的记忆力，应该让他发挥这方面的特长。

我认为：无论是让他理解我要说的话，还是让他用语言来表达自己的情感和要求，以及学习生活中的技能，这些都要请政嗣做老师，让彻之亦步亦趋地模仿，同时发挥他视觉和记忆力的优势来教他。除此之外，别无他法。

但也不能使政嗣紧张，感到有压力，而失去小孩的童真和乐趣。每当政嗣做了示范，我总是不吝表扬："谢谢！做得真好！"对学会模仿的彻之也赞扬有加："真厉害，学会了！"皆大欢喜，同时也拜托政嗣："下回还得求你哦！"

兄弟同舟

耳闻目睹一些前辈家长强制要求患者的兄弟姐妹学会忍受，放弃游乐，使他们一直过着寂寞的童年。而我决不会以"你是自闭症患者的弟弟"为理由而让政嗣重蹈覆辙。如果不在兄弟姐妹身上倾注爱心，使其满足，就绝对熏陶不出宽容同情之心。如果自己不被理解接受，自己并不真正幸福，又怎能萌生出对他人（比如残障的兄长）的关怀呢？因此，我爱政嗣甚于彻之，致力于培养他的悲悯之心。只有尊重自己的主见，培养起自尊心，才能拥有自我控制的情感、行动的能力和忍耐力。真正的忍耐不是靠外力强制而成的（如果通过强制手段来勉强他，他不会一直心甘情愿的），而是本人充分理解、坦然接受的结果。当政嗣能克制忍耐的时候，我由衷地对他表示赞赏。

我要贴近政嗣的心灵（他的心比彻之好懂多了），饱含爱心地培养他。（能让父母倾注爱心的儿童时代并不那么长久。青春期以后的政嗣自主独立了，作为家长的我感到无限落寞。在这一点上，彻之尚需帮助。被他依赖，我反而觉得非常开心。本来，应该委托第三方提供援助，但我实在离不开儿子，尽管彻之已经想离开父母生活了。）

无论何时，我都让彻之和政嗣以各自的方式充分享受人生。在全家旅行时，当然大家一起行动；当我忙着照顾彻之时，丈夫就成了政嗣的玩伴。我们都留意尽量不让政嗣感到寂寞失落。在策划家长会活动时，把患儿的兄弟姐妹的参与也做进计划。

在当时的佐贺，街区中生活的自闭症患者还不多，交流、理解的机会很少，社会上对患者还存在着强烈的歧视和偏见，家庭成员们也因家里有自闭症患者而感到低人一等。暑假时也没有带上患儿一起全家旅游，孩子们没有愉快的假期经历。我担心这样下去，连残障儿的兄弟姐妹们也会产生一系列的心理问题。

到佐贺后，为了参加第一年的野营活动，我把政嗣暂托于福冈老家，只带着彻之去参加。结果，因为平时兄弟俩一直一起行动，而政嗣因为这次没被带上，不能接受，郁闷不解，甚至引起了哮喘发作，着实把我吓了一跳（迄今为止也就那时哮喘发作了一回）。

第二年，我利用担任野营委员的机会，找诸位专家和家委会成员商量，努力说服他们让兄弟姐妹参加。并与有关行政方面交涉：如果超出预算，兄弟姐妹的费用让家长自己承担。过了一年，兄弟姐妹野营终于宣告成立，在虹之松原海岸搭起了帐篷。兄弟姐妹们与老师和大学生志愿者

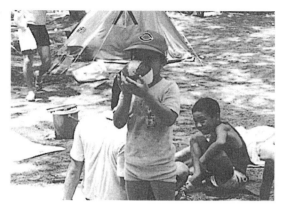

兄弟姐妹野营，在虹之松海岸搭起帐篷。

们一道，烧饭做菜，海里游泳，玩游戏，劈西瓜，燃篝火，放烟花，大家都体会到了在家里难得的热闹和快乐，非常满足。

（兄弟姐妹野营活动现在仍然每年举行，并组成了兄弟姐妹之会，频繁地组织活动，在各地举办专题研讨班。在当下的佐贺，已经成人的兄弟姐妹们活跃在医疗、教育、社会福利各个领域，他们不仅拥有专业知识，而且能切身体会残障家庭的痛苦和悲哀，我认为他们是这方面理论实践双全的好专家。）

除了野营之外，我们还开设了让兄弟姐妹们一起参加的周日滑冰课、暑假游泳教室等课程。在企划阶段，我们努力做好方案，要让残障孩子和其兄弟姐妹都玩得尽兴。

成为残障儿童的兄弟姐妹并非他们的愿望。他们一定有父母不晓得的许多委屈吧，但是父母却不能代而受之。而且在人生的旅途中，他们与残障的家庭成员相处的岁月比父母还要漫长。因此，我希望他们成为尊重自己、信赖自己的人，在不幸和悲伤降临的时候，能够迎难而上，用自己的双手创造幸福。将爱的雨露浇灌在孩子的心田之中，必然会开出自信和勇气的花朵。同时，我也希望这些兄弟姐妹成为不歧视他人的、拥有博爱胸怀的人。

＊利用兄弟吵架，学习石头、剪刀、布

无论何时何地，彻之和政嗣总在一起。倘若政嗣不在，无论怎样说明，

不理解语言的彻之总会陷入混乱，要么抗拒，要么急躁发怒。政嗣的存在不可或缺。

但是，当我对彻之的教法不当时，他经常发急（大哭大叫、拍打等），找倒霉的政嗣发泄，摔坏他心爱的玩具，撕毁他好不容易完成的绘画，折断蜡笔、铅笔，等等。虽然彻之没有恶意，但是政嗣无缘无故受到攻击，于是大哭："小彻，真讨厌！"每次必向我控诉哥哥的恶行。

每当此时，我绝不会责备政嗣把自己的东西放在那儿，毕竟错在彻之（尽管他自己不知道有错）。我会一边安抚政嗣："做哥哥的真不应该，我帮你训他一下。"一边责备彻之。可是，彻之完全不知道是自己惹哭了弟弟，感到莫名其妙，只在大哭大叫的政嗣面前手足无措。我会向政嗣说明：小彻并不是讨厌小嗣哦。因为喜欢小嗣，才想得到小嗣的东西，但却不会用语言好好表达，别介意。同时代彻之向他道歉。政嗣也好像能感觉到彻之并无恶意，只要我把同样的东西再准备一份给他，也就不计较了。

彻之因争执玩具而发急的事情时有发生，我只把它当成普通的兄弟吵架，有时不去干预，在旁静观政嗣如何解决问题，彻之如何妥协接受。兄弟吵架，有时也有好处。比方说，石头、剪刀、布就是利用兄弟吵架教会他的。

想听录音机时，彻之要听这个，而政嗣要听那个，两人拿着各自想听的磁带争抢录音机。大声说出自己想法的政嗣总能取得胜利，抢先播放；这时，彻之边哭边叫，急得满屋子跑。政嗣看不下去哥哥发急的模样，自己也无法静下心来听，等磁带一播完，马上把录音机让给哥哥："小彻，放你的磁带吧！"（真是个好弟弟）彻之立刻破涕为笑，喜滋滋地播放自己的磁带了。

每天都是这样，所以我想让彻之学会石头、剪刀、布，教他遵守先后秩序。无法理解猜拳胜负的意义的时候，彻之只要一输就故伎重演，又哭又闹。政嗣因为赢了猜拳可以不用客气地堂堂正正地听磁带（这时候，我会站在政嗣这边，对彻之的哭闹不予理会几分钟）。

聪明的政嗣有时会故意让彻之赢（实际上彻之猜拳的时候，一开始肯定是把手一张，出布，政嗣就顺着他出拳头，并说："小彻赢啦！"），让彻之先听磁带（政嗣能理解我的意图，真是个又聪明又乖的好孩子）。

＊ 弟弟是最棒的老师

从四岁开始，彻之在保育园度过了两年。在保育园的生活比预想的还要顺利，这其中一个原因就是，政嗣从婴儿时期就待在这个保育园里，彻之也把这个地方当成安心的场所了。在保育园里，政嗣也是最棒的示范角色。当出现让彻之畏手畏脚的新场景时，老师就会说：我去把小嗣借过来，转身去蜜桃班把政嗣接过来，让他做示范。碰到自己讨厌的事情或者为了逃避指令，彻之也会马上溜到蜜桃班去。

也许因为看到比自己小的弟弟都会做，彻之也能挑战新事物，学会忍耐了。政嗣想自己来做的时候，总说："自己来"；彻之也学着说："自己来"，然后自己试着干。就这样，彻之有了能自己做的事情，会了就能得到表扬。有了成功的体验，彻之的自尊心、自信心、忍耐力也与政嗣一起培养出来了（尽管比起政嗣花了更多的时间和精力）。

小学一年级的那年，发生了我预想不到的混乱局面。现在想来，也许是因为政嗣这个最棒的助手不在旁边的缘故吧。

对彻之而言，在没有任何适合他的特殊照顾的情况下，被送进小学

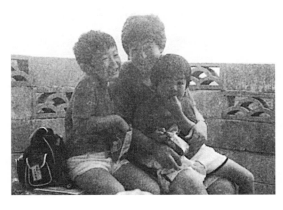

这个全新的环境，而这个环境以他不擅长的语言指导为教学中心，他当然会混乱、痛苦。再者，作为榜样的政嗣也不在身边，让他直面这种新的学校生活确实勉为其难。现在想来，当时应该找几个能让他放心、信赖的伙伴给他做示范，想方设法用视觉上的简单易懂的方法，向他传达要做的事情和时间程序表，即把家里的一套方法延伸到学校生活中去。

彻之将要升入小学二年级的时候，因为丈夫的工作调动，我们全家搬到九州的佐贺。之后的五年间，一直在那里生活，直至彻之小学毕业。在佐贺，我培养孩子也不局限于家庭，而是扩展到当地社区，展开了各种活动。我们家中既有邻居的小孩和学校的同学，又有大学生志愿者来玩，一直热热闹闹。

因此，政嗣在幼儿期和小学时期并没有像其他残障儿兄弟那样的辛酸经历，反而一直受到彻之的同班同学和大学生志愿者们的疼爱、守护，以前我一直担心的会受欺负的事情并没有发生，他快快乐乐地度过了每一天。

因为政嗣和彻之上的是同一所小学，所以入学伊始，同班同学来接彻之时，也会顺便照看政嗣，带他一起上学。政嗣的同学都羡慕不已：真行啊！能有这么多大哥哥陪着玩。

政嗣的一大帮同学也会来我们家，和彻之及他的朋友们每天都一起玩。所以，政嗣的朋友也就自然而然地了解了彻之的状况，以孩子们无邪

兄弟一起重返佐贺，怀旧之旅。（彻之二十三岁，政嗣二十岁）

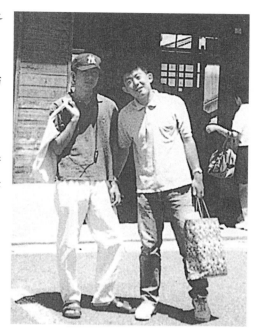

的目光来真实地感受彻之的与众不同，平平常常，见怪不怪，没有感到丝毫的不自然。

政嗣也会邀请同班同学参加周日滑冰课等活动，从小学习共育、共生的理念。因此，他并不特别介意哥哥的障碍，在无歧视、无偏见的氛围中度过了幸福的儿童时代。

下部

育儿的战术

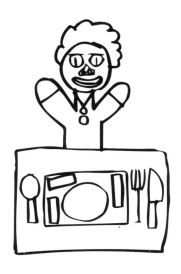

第**4**章 怎样培养真正的语言

为什么不会说话？

彻之在婴儿期时，一边满嘴吐泡泡，弄得一脸唾沫，一边频繁地发着"吧呜吧呜、嗯咕—嗯、阿扑阿扑阿扑"的音。这样的彻之太可爱了，我模仿着发同样的音，不厌其烦地观察着他的表情和动作。我一哄他，彻之就会频繁地发声来回应。

（到三四个月为止，彻之完全和普通的孩子一样。）

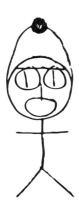

他还会很仔细地盯着旋转木马看，对"卡啦卡啦"的声音也马上有反应（后来才知道，对发声玩具有敏感反应也是自闭症者的特征）。眼睛可以认真地看东西，耳朵可以很清楚地听声音，我怎么也想不到他会成为一个不会说话的残障儿童。彻之从一岁半左右开始，目不转睛地盯着儿童教学这个电视节目看，我叫他的名字也没反应。我想也许是他电视看得太入迷了，听不进我的呼唤吧，毕竟一心不能两用呀。

一旦电视节目中出现数字，他就目光如炬，看得入神，当数字 5 一出现，他也会对着电视机说"WU"。我想：自己能学习了，给他看电视能

喜欢用铅笔、蜡笔、颜料画刻板的"8"。(三岁七个月)

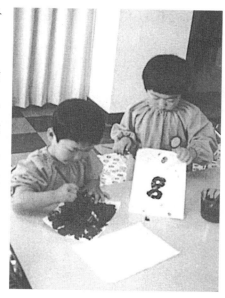

增长他的智慧吧。我还给他看《和妈妈一起》《呼嘭啪》等电视节目。在这段时间里我忙中偷闲还可以做一些家务,电视一结束就带彻之出去散步、游玩。他对电视的喜爱正好帮了我个大忙。

彻之像个小男子汉,喜欢列车(火车、电车)、汽车、飞机等交通工具的画册。我还给他买了电视上教的《数字读本》《拼音读本》《ABC 读本》。

两岁左右的时候,虽然我从没刻意教过他,彻之已经能写出数字了。不仅在自己的图画本上,还在我感兴趣的皮革工艺、藤工艺品和烹饪的书上用铅笔、圆珠笔涂写数字,连书架上整齐排列着的丈夫的学术杂志(他是生物研究员)也不放过。他对"8"这个数字情有独钟,一挥而就,却在最后一笔接头的部分怎么也连接不好,也许因为这个原因,他才到处涂画来练习吧。

继婴儿时代的"咿啊－咿－啊、啊－哒－哒、吗嗯－吗嗯、恰－恰、吧－吧、啦哩－啦哩哩"等喃喃自语之后,作为单词最先说出来的是数字的"1、5、10"。(竟然比喊我妈妈早多了。)

在看电视的时候,如果出现带数字的儿歌,彻之就会自言自语般地唱起来(发音虽不清晰,但肯定是数字之歌没错)。刚过三岁的时候,已经能清楚地发"1、2、3"到"10"的音了,不久日语假名50音、ABC的字母以及几个汉字的发音他也都会了(在我听来,发音还挺像)。虽然

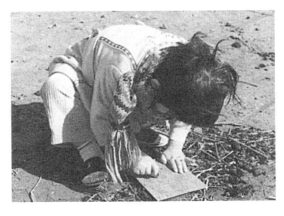

用石头在捡到的木板上默默划字。从身体姿态上可以看出其强烈的意志。（三岁两个月）

还未出现语言，但对自己感兴趣的数字、文字都能发音了。

因此我对丈夫说：儿子非常棒，可能是天才呢。

他并不是不会发音，

但是叫他的名字时他却不回头，目光也不与人对视，对他说话也不回应。为什么他有一张看上去挺聪明的脸，却不会说话呢？我百思不得其解。

＊ 对数字和文字越来越感兴趣

彻之对数字、文字的兴趣逐渐升级。在家里，把学会的文字和数字写在家里的桌子上、起雾的窗玻璃和阳台的水泥地上；外出时，甚至在单位宿舍的墙壁、道路及庭院里的泥地上也会涂画几笔。他还会用火柴、牙签摆成"E""H""Z"的形状来玩。

其他的孩子会写会画了，都会跑到妈妈跟前讨表扬。可彻之别说讨表扬了，连我在边上问"这个字是什么呀"，他都不回应我。

彻之时常会拉着我的手，用我的手指指向文字，做出请读给我听这种意思的动作（这是彻之需要我时做出的唯一举动），我立刻高兴地回答了他。读给他听后，他非常开心。虽然彻之的兴趣也许仅仅是文字而已，我却感到能和他保持这样的互动，让我在时不时袭来的阵阵不安中保持一颗平常心。[1]

---

① 译者注：我家的阿福也这样呀。

特别喜欢挂历，在背面写满数字。

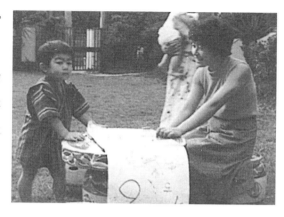

但是我还是想把彻之的兴趣从刻板的文字中扩展开来：写给他看其他的文字，从画册上将"向·日·葵"这些文字挑出来读给他听，可是他会马上逃走。然后我和彻之一起看电视，注意观察其眼神，留心他对着电视机鹦鹉学舌般说的文字、写下来的文字（日语假名等）、自言自语说的单词（数字之歌里出现的烟囱、胡萝卜等），以此来推断他对怎样的文字会产生兴趣。

比方说，在数字之歌里，"一根"的后面肯定会出现"胡萝卜"这个单词，所以我就预先准备好画有胡萝卜的画册（濑名惠子画，福音馆书店出版），在彻之说出"胡萝卜"这个单词前，先指着画册问他："这是什么呀？"配上他正好要发"胡萝卜"这个音的时机让他说出来。等彻之说了，我就表扬他："真棒！"（总算营造出了可以表扬他的场景。）

还有，在彻之发文字音的时候，我就指出同样的文字给他看，同时表扬他："能读出字了，真厉害！"试图引导他去翻看里边有他感兴趣文字的画册。可彻之好像厌烦我在旁边唠叨，既不理会又无反应。所谓用手推门帘——无反应，白忙活说的就是这种感觉吧。尽管经常感到空虚和悲凉，但我仍然不轻言放弃，屡败屡战，顽强地挤进他沉默的个人世界，不断地打扰他。

医生和教育专家屡次给我提建议：要多跟小孩一起玩啦，要多跟小孩说话啦，要朗读画册给他听啦，不一而足。但每当我拿起画册准备念给他

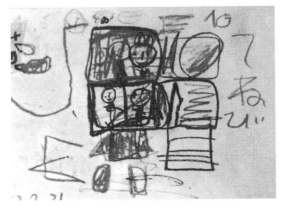

听时，彻之总会啪的一下合上画册，转身便跑，逃回他独自玩乐的世界。

（"请这样做"，专家们说说容易，但不知道实际操作的人干起来有多难。）

尽管这样，慢慢地有几本画册（例如《面包房爷爷》《好饿的毛毛虫》等）引起了彻之的兴趣。他时不时地捧着这些画册过来，抓起我的手，用我的手指指着文字，好像要我读给他听，这样就慢慢地与画册的朗读挂上勾了。（他不会用自己的手指指着画册的文字和图案告诉我什么。）

他还跟着电视儿童节目学了许多有关数字的儿歌（这方面电视功不可没），比如，"数字1是什么？工厂的烟囱呀！""一根胡萝卜、两只拖鞋呀"，"小三吃豆"之类的儿歌。

另外，他会反复重复电视广告上经常出现的企业的名字，例如夏普、精工、东芝、味之素（只不过他把味之素"AJINOMOTO"读成"AJIMONOTO"），而这些只不过是他的独自唠叨，并不是他想传达给我的语言。只是因为这些外星人语言——自言自语的单词，含有他喜欢的日语假名"A行、LA行、BA行"等字母的发音而已。

但是，只要细心观察，从这些看似毫无意义的重复发音中，我逐渐能读懂一些彻之的情绪：他现在对什么感兴趣？现在心情怎样？是不是生气了？

＊ 并不是交流性的语言

四岁左右，终于出现了"（对）不起"的发音，我当这是交流性的语言，喜出望外。然而，彻之尽管一边念着"对不起"，一边做着弯腰道歉的姿势，可他既没有道歉的原因，也没有一定的致歉对象，像一个被握住了腿脚的蚂蚱一样抬头低头，做着对不起的练习。

他做错了事被我批评的时候，可没有哼过一声对不起。

（对彻之而言，在升到小学的高年级之前，他根本不懂做错了、挨批评、道歉、对不起是什么意思。）

彻之看了电视儿童节目《打招呼》（"谢谢""您好""再见""对不起"），好像只对"对不起"非常感兴趣，于是学会了说"对不起"和弯腰致歉的配套发音动作。也许彻之只把它理解为一个配歌的游戏吧。

因此，我不再有这种乐观的期待——小孩只要多看画册、电视，就会自然而然地模仿学习语言，用语言表达，并且明白语言的意思，进而将之作为交流的手段来使用。听到了语言以后，这语言意味着什么？这对彻之而言似乎是个费解的难题。虽然他会把标着拼音的积木与图画配对，说出这个单词，但是当我要求"把'苹果'的'PING'这个积木给我"，他却毫无反应，不会把这个积木递给我。我这才惊愕地发现：会单词配对与会用语言来交流，完全是两码事。两者之间，天壤之别。

那么，我的心情和想法不能用语言传达给彻之，怎么办才好呢？反之，彻之不会用语言来表达他的心情和意思，我又如何了解呢？我急切地希望有人教我怎么办，但没有人能告诉我。

彻之五岁的时候，我在家长与保育园的联系手册上这样写着：

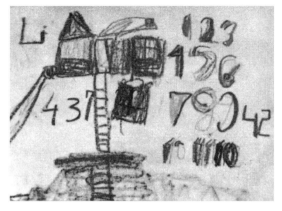

数字和独特的建筑（楼梯和滑滑梯是逃生用的？）。（四岁七个月）

我认为，看画册和电视，虽然会发音的语言增加了，但如果不在现实生活中，在与人的交流场面中使用，就失去了作为语言的意义。

在每个礼拜三我参加的川崎市职员研究会残障儿童分会上，语言治疗教室的老师对我说：与每周一小时去语言治疗教室相比，每天家庭、托儿所、保育园的语言刺激对孩子的语言发展更有效果。（我很想知道具体的指导方法，所以一有机会就去参加这种学习会。）

我有个家有自闭症患儿的朋友，除了保育园以外，她还带着小孩奔走于川崎市和横滨市的训练机构、川崎市教育机构、小学的语言训练教室，到处接受语言训练。

我也不禁着急起来，但又觉得对小孩来说，在宽松的环境中慢慢地理解体会语言更加重要。如果到处赶场子，也许只会让孩子疲惫不堪。再者，如果许多人用许多方法对他说许多话，那么彻之不但不能理解意思，反而可能脑子乱成一团。

经历了六个月有规律的保育园生活，彻之情绪稳定了，语言也开始出现。在家中，我也注意保持心平气和的态度跟他讲话。

用念文字的方法来学语言（因为有记忆力，所以能背下来吧），即使有一天可以脱口而出，但如果不能在与人会话中活用，那么便是无生命的语言，没有任何意义。

可是，他到底什么时候才能说出有生命的语言呢？对于普通小孩，

能写日语假名，却没有交流性语言。（四岁六个月）

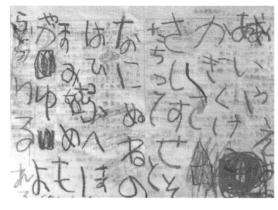

父母不需要费太大的劲教就能说话；可问彻之："你的名字？"他却一脸茫然，尽管他在自己的绘画作品上签上大名：AKASHI TETSUYUKI（明石彻之的日语念法）。怎样才能使他有要跟妈妈说话的想法呢？

　　总是不能如愿，有时我也忍不住大声责骂他。其实家长应该具备超强的忍耐力，不要情绪化，要一直保持开朗的心情和温和的态度与之相处。彻之也让我上了人生修行的课。①

直到出现语言

　　我逐渐认识到：真正的语言是在与人交往中产生的，并不是在课桌上学习就会出现的。只有在日常生活中下功夫，而且在愉快的心情下记住，才能掌握用来交流的语言。我也发现：无论请多优秀的语言专家，在脱离生活的特定场所里，靠每周一次的指导来掌握语言是不可能的。

　　（专家只能在某种场合下给予有限的指导，而我必须每天从早到晚地应对彻之的全部生活。他会出现各种各样的问题，不是在特定的时间和场

---

① 译者注：阿福让我不耐烦的时候，我就去看家里两尊弥勒菩萨的雕像。我来上海已有十几年了，性格中的最后一个棱角是被阿福磨平的。现在的性格已经宠辱不惊，圆滑得像一块鹅卵石。日本一代枭雄德川家康曾言：人之一生，如负重行远，凡事不可操之过急。养育自闭症孩子又何尝不是如此？

所里能解决得了的。）

我想从语言专家那里了解普通小孩掌握语言的过程及相关语言发育方面的知识，在日常生活中，结合彻之的语言发育进程，一步一步地让他学会使用语言。

当时，弟弟政嗣刚过一岁，已经会用"妈妈"这个词来频繁地呼唤我了，向我表示希望多关心他一些，和他玩玩。只要我一走向彻之，政嗣马上喊"妈妈"来叫住我，就像防备妈妈会被哥哥抢走似的。在政嗣还不会说"妈妈"这个单词的时候，要告诉我他关心的东西时，会一边"啊、啊"地叫着，一边用手指指出来。

政嗣会告诉我牵牛花开了。我为了让彻之也对牵牛花产生兴趣，一个劲地对他说"牵牛花开啦"，而彻之总是一脸茫然。我每次都大失所望，而政嗣却不停地指着牵牛花，对我向彻之说的话倒有了反应。也许是知道了这是在我的精心照料下盛开的妈妈喜欢的花，政嗣很开心地盯着花看。（花若有情，也定会因得到欣赏而开怀吧。）

政嗣总是急于把自己看到的东西、自己的感受传达给我，一直争取与我保持交流。伤心的时候也好，开心的时候也好，想让我了解他的心情，一直有求于我。

这样，在照顾政嗣的同时，我逐渐了解到：其实，在语言出现之前，人就已经有要和他人交流、想表达自己心情的欲望了。

从而，我再次深切地感到：彻之还是与众不同的……

＊ 停止语言训练，改为亲子游戏

我了解到，语言不是突然蹦出来的，在语言出现之前要经历如下步骤。

以牵牛花为例。先听到大人说"牵牛花开啦"这句话（听入耳中）；然后理解"牵牛花"、"开啦"的语句内容（理解语言）；接着，看到牵牛花，发现花开了，用手指指向它，用手触摸它，最后说出"牵牛花（真的）开了呢"（表达语言）。

如此这般，在语言出现之前，需要培养想表达（想说话）的心情，将脑中各种各样的感觉整理好，与此对应，还得把嘴巴和手等身体部位都调动起来。

政嗣会一边模仿家长和朋友，一边用语言留下印象，自己不断地挑战新事物。随着语言的增加，穿衣服、刷牙、吃饭、上厕所等生活习惯，用语言理解新事物，一个一个地去解决。如果不明白做法，会提问（用我不明白的方式来向对方传达），让对方教一下，又获得了新的信息，一步一步地往下学。

（通过养育政嗣，我才明白了：原来孩子们是这么成长起来的。）

彻之既没有与人交流的欲望，也不会说出"我不明白"。想要吃糕点时也是同样，他不会说："糕点在哪里？给我糕点吧！"而是自己找到架子上放着的糕点罐，自己搬来椅子去拿糕点。

（政嗣和彻之在成长方式上明显不同。）

我终于察觉，彻之在说出话之前还需要掌握的东西太多太多了。我原先一直以为：只要出现语言，就会成为普通的小孩。现在真切地感到并不是那么回事。

重要的是培养想要表诉（想要说话）的意欲。只要彻之有一点点表示出这种意欲，我一定会马上爽快地回应他。彻之抓着我的手，指向画册中的文字，想让我读画册的这个举动，正是想和我交流的表示。机不可失，

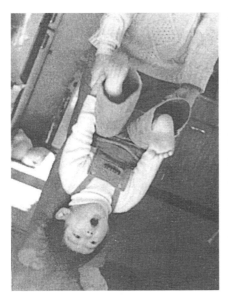

与爸爸游戏的情景。（四岁）

我要珍惜这样的机会！

另外，政嗣从还不会说话的时候开始，就热衷于和我们一起玩捉迷藏、追赶游戏、挠痒痒，经常玩得不亦乐乎。

（我才体会到孩子给我回应的快乐。）

我想用同样的玩法实践于缺乏回应的彻之，一切从头开始，有意识地、积极地与之交往，努力引出他快乐的情感。这样，我们在共享欢乐的游戏时光的同时，也可以把他单向的自言自语演变为双向的相互交流。

因此，我决定停止语言特训，每天反复地身体力行于各种游戏之中。比如，我和丈夫拎起毛毯的四个角，把两兄弟放在当中玩荡秋千；我和丈夫分别握住彻之的两手两脚荡秋千；提起垫被的一端，让彻之从这边翻滚到那边；在被子上"1、2、3"翻跟头后做一个造型（姿势）；让他跨在大人肩上骑马，等等。

虽然丈夫回家总说"我还得做些功课呢"，但只要政嗣一声"我最爱爸爸"，他就推辞不了了，一起参加我们的游戏。这时，已经尝到共同游戏乐趣的彻之会一起起哄："摔跤""翻滚""翻跟头""骑马马""飞机"（都是模仿政嗣，鹦鹉学舌地发音）。就这样，一家四口疯玩起来，每天一直玩到小孩累了睡觉为止。

这样的游戏成了家庭成员之间联系的纽带，构筑了快乐的四口之家的相互信赖关系。大家风雨同舟，命运与共。

＊ 耳听为虚，眼见为实

与文字相配套，我不光配备了图片，还准备了实物。比如，实物的橘子和写着橘子文字的积木（反面有图案，彻之会翻过来确认）。

（实物、文字、图片三样配套。）

在公园里捡回橡树籽后，唱唱"橡树籽滚来滚去"的歌，做些橡树籽的图片，把实物的橡树籽与积木上写的橡树籽的日语假名相对照来教他。抓了蜻蜓后，一边唱着儿歌《蜻蜓的眼镜》，一边将捉进笼子的蜻蜓实物和写着蜻蜓日语假名的积木配合起来教他。然后，翻开昆虫的画册，找些相关的图片给他看，扩充他对蜻蜓的印象。

有一次，我把刚刚爬出地面的蝉的幼虫捡回家，放在窗帘上，看它慢慢往上爬，让彻之观察蝉的蜕化过程。背部裂开之后，柔软的淡蓝色的透明薄翼从中冒出，渐渐地变成淡褐色。大自然的造化真令人惊叹！

我把单词写成文字给他看，同时也给他看实物。

比如说，在观察牵牛花时，我按照以下的步骤教他：①听语言（我对他说：牵牛花开啦）；②看实物（用眼观察牵牛花）；③读文字（积木上牵牛花的假名）；④写文字（写下牵牛花的假名）；⑤放入记忆库。

对彻之而言，就算用语言告诉他，在他的脑中也不会形成概念，因此实物的提示是不可欠缺的。除了用眼睛、用身体来体验之外，没有其他方法。

人家对他说的口头的语言，这只耳朵进那只耳朵出，似乎在脑子里来去无痕。

即便对我们普通的人而言，有时眼睛看到的信息比耳朵听到的信息更容易理解。比如,在车站里,我们经常听漏播音,但电子显示屏上的信息却一目了然,马上可以了解下次列车的到达时间。对我们而言,视觉的信息情报如此准确有效;对彻之而言,要有效利用视觉方面的优势(视觉敏感),这是其唯一的获得信息的途径。现在,彻之依然充分利用这种优势,把写下来的语言作为一种重要的交流工具。

直到现在,他还经常被人批评。提醒他,他一点也不听。虽然回答"知道了",话音未落,又犯同样的错误了。从小时候开始,再三提醒他:"不行,停止这样做。"不过五秒钟,马上故伎重演。

由此我意识到:用语言来提醒并不是恰当的方法,把要提醒的内容写在约定卡片上,适时让他拿出来看更有效。这样,就可以避开吵闹之类的否定性的形式,而只要用肯定性的形式提醒他看看卡片即可。对彻之而言,与语言告知相比,用眼睛来读文字更容易理解接受。屡次看同样的文字,在他脑子里的记忆仓库中就确切地存入了这个语言的信息,即使经过一段时间,只要他看到文字,仍能从记忆仓库里调出来。

用口语说出想要的东西

彻之对我仍然不太感兴趣,但一旦我关注他感兴趣的东西时,他会非常开心,逐渐意识到我的存在,跟我靠近一些。

那是彻之三岁半时候的事情。某天晚上钻入被窝的时候,彻之甜甜地喊了我一声"妈妈",然后撒娇地在我脸颊上抚摸了一下就马上入睡了!

我第一次听到了他带着感情喊我"妈妈"。之前我把自己的照片给他看,他会与实物妈妈相配对了(也能配对爸爸、弟弟);可问他:"这个人是谁?"他却不会回答。

此后彻之的变化更让我大吃一惊,彻之竟学会了粘乎乎地向我撒娇了!

在吃饭的时候,如果我不给他端着杯碗,递上调羹,他就不吃饭。在吃薄饼和饼干的时候,他总是让我拿着。在吃冰淇淋的时候更有趣,他会自己用调羹舀好之后,跑到我跟前,让我拿好调羹,用我的手来喂他——简直是程序复杂。穿鞋子的时候,如果我不在旁边帮着摸几下鞋子,他就不穿。

是不是因为弟弟政嗣出生了(刚过七个月),彻之模仿了当时的弟弟呢?还是他出现了返婴现象?以前他完全不理会人,也懒得叫我帮他一把,喜欢一个人以自己的方式行动,所以这也算一个大变化。这个变化简直叫我不敢相信!

我甚至幻想:只要从婴儿阶段重新来一遍,母子关系就会修复,彻之也许会变成普通的孩子吧。

从弟弟七个月开始,到过了一岁为止,彻之一直对我粘乎乎的。我就和一岁的政嗣一样与彻之相处,接受了他的返婴现象。

过了一岁半,政嗣萌发了自我意识,什么事情都要自己做,我也教彻之学会"我自己做"这句话,让他试着自己做些事。我早就预料到他的抗拒,还是执意要他做。也许他感觉到了我不会妥协的态度,出乎意外地很快顺从了,大约一年以后,粘人的状态结束了。

这样母子总算能分开了，刚好赶上了保育园入学的时间。

＊ 让无意义的自言自语变成有意义的语言

粘乎乎的状态持续了一年有余，对彻之的成长来说，这是个很重要的过程。

利用他粘住我不放的这段时间，我一点一点地教他用单词以要求语的形式来表达要吃的东西、想做的事情。正好政嗣也开始用只言片语表达想要的东西，所以就在生活中营造了一起练习的氛围。

当时的彻之，一要东西就会来到我跟前，拉起我的手，把我的手放在冰箱上，要想吃的东西。那时，我会问他："想要什么？"一直等他用语言回答了，我才打开冰箱。他开始说出"牛牛（牛奶）、果汁"等词语。于是我开心地表扬他，把东西给他。随后，他也逐渐地学会了用语言来要点心、苹果、橘子之类的东西。

（实物、文字、图片的三样配对，使他了解了认知对象，帮了大忙。）

他会使用的只是一些简单的单词，发音的音调也有怪怪的地方，但即便有些错误，我也不去纠正。我怕如果要求过高，会打消他的积极性，使好不容易出现的一些要求语又缩了回去。

因为他一说出要求语，我马上就有回应，他似乎也感觉到了语言工具会使生活更加便利的道理，能够说出几个交流性的单词了（尽管都是些想要的东西）。

比如，吃的东西有糖、巧克（力）、冰（淇淋）等；游戏有翻（翻跟头）、肩（肩车，肩上骑马马的日语说法）等。虽然在很长的一段时期他都不能说完整的单词，但随着使用次数的增多，以及对不断成长的政嗣的日益清晰的正确发音的模仿，到了五岁的时候，他已经能完整地发音"翻跟头"、"肩车"等，要求他爸爸一起玩。

接着，想出去的时候，他会拎着鞋子过来说"嗯－嗨"（模仿穿鞋时我们发出的声音）；想兜风的时候，他会拿着车钥匙过来说"卟－卟－"。如此这般，他逐渐会用语言来表达要求，表达自己想做的事了。

再进一步，以前彻之想喝东西的时候，只会说"果汁"，现在会拿着杯子过来说"请给我"。这时我开心极了。

在彻之说出"我要……""我想……"之类的要求语时，我为了不打消他的积极性，暂时把礼数习惯的教育抛开，满足他的要求。

比如，临睡前他想吃点心时，我也答应他。因为我认为，他会表达要求更为重要，更使我开心，就暂且不考虑他会长蛀牙的事了。

彻之说这些话的时候，正是政嗣用语言开始跟我交流的时候。

也许彻之目睹了我与政嗣的语言交流，感悟到要想把自己的心情确切地传达给对方，语言是最有效的方法。于是，他模仿起政嗣的语言了吧。

彻之学习在什么场合说什么话，试着用语言说出自己想要的东西和想做的事情。我对此积极回应，彻之的积极性更高了：哦，成功了！原来这样就行了！在这种成功体验的反复积累的过程中，他学会了一件又一件的事情。

最终，彻之以前的自言自语（单词）转化成了有意义的口头语（要求语）。

升入小学的时候，他已经会用单词来表达一些简单的要求了，即表达每天规律化的生活习惯的词、自己想要的东西等。例如：米饭、水、咖喱饭、口香糖、香蕉、杯子、调羹、双面胶、撒尿、大便、飞机、洗澡等等。

由此，我能稍许了解到彻之的希望和意思，从而在照顾他时心中也有数了。

用二选一的方式让他回答

要求语的语言终于出来了，接下来我想通过与彻之用简单的对话来确认他的意思（这在小学二年级的时候开始尝试）。

举个二年级以前的例子吧。午饭吃不吃拉面？一问三不知，除非做好拉面端到他面前，看他伸不伸手，才能明白他到底要不要吃。也许，与拉面相比，说不定彻之更喜欢乌冬面。如果在做好饭菜之前事先能知道他想吃什么，那该多好啊！

于是，为了让他能表达自己的想法，我设计了二选一的模式（A 还是 B？二者选一），尝试着让他选择。

比如问他："你想吃哪个？橘子还是苹果？"彻之有鹦鹉学舌的毛病，只会回答后边的苹果，其实我知道他喜欢橘子，所以故意把苹果放在后边。尽管彻之伸手去拿他喜欢的橘子，我会马上阻止："小彻回答的是'苹果'。苹果在这儿，拿好。"顺手把苹果递给他。

不知失败了多少回，彻之总算长了点心眼，仔细听完我的话，不再重复最后的单词，能说出苹果前面的橘子，终于吃上了喜欢的橘子。

费了这么大的劲，他才懂得：针对"要哪个？"这个提问，在对方说出的两个单词之中，选出自己想要的来回答，就能得到相应的东西。

接着试试眼睛看不见的、非具体的事物的选择吧。比如想去的地方。

我问他："小彻，今天去哪儿好呢？齿科医院还是游泳池？"这完全是诱导式的询问。如果他鹦鹉学舌式地重复最后的单词时，我会进一步问他："不去游泳池？去游泳池？"他继续鹦鹉学舌——"去游泳池"的话，那就带他去。

我本来就想带他去游泳池，但想确认一下他的想法，用他本人能接受的方法来提问。总之，每当外出，我就会与之对话一番。

最初的时候，在许多情况下，彻之并不明白提问内容的意思，回答也是鹦鹉学舌般敷衍了事，但一旦带他去了那地方，如果与其预想的地方大相径庭，那么他有时就会发臭脾气。这时我一定会告诉他："这就是你小彻说要去的地方呀！"例如，如果彻之回答要去游泳池的话，则将之当场写在纸上，携纸前往，到了现场之后，亮出白纸黑字，请他确认。[1]这样，他就能够忍耐接受了。如此循环重复之后，回答逐渐符合了他本人的愿望，我也能预料到他要去的地方，急躁易怒的现象也随之一点一点地减少了。

在此基础上，我再把工作做得细致一些。事先到将去的地方拍成场景照片，要外出时就出示照片，让他在几个目的地（选项）中挑出他想去的地方。

＊ 马上实施已做的选择

随着各种体验的重复与积累，彻之一点点地学会了正确地选择。从最初的双项选择开始，彻之在选择的体验中逐渐理解了这个道理：自己想要的东西或想做的事情只要用语言说出，就可以到手或让他做。

这样，彻之学会倾听对方的语言，从两个选项中选出的结果也不会

---

① 译者注：笔录证据，以防抵赖。

出错了。我也能确切地了解到彻之的意思了，因此停止了诱导式的提问法。[①] 比如，问他周日要去的地方："去哪里？三池公园、梦见之崎公园，哪一个？"只要是他想去的地方，哪个都无所谓。

凡是彻之选好的事情，我一定会立刻付诸实施。由于每次我都认真积极地回应，先前因他不能向对方表达自己的想法和心情而发脾气的现象也大为减少。以前，彻之不能恰当地用语言传达自己的心声，自己想做的事没做成；再者，周遭的人们（包括我）又不能以其能理解的方式给予指示，于是彻之不知所措，做出的举动与人们的要求南辕北辙，使人失望。内外交困若此，他心里一定憋屈得慌吧。

可是，他却被外界批评为怎么也教不会的笨孩子、屡教不改的倔孩子、惹麻烦的坏孩子，有时被人误解成与外界抗拒，甚至会因此而挨骂。

有自闭症的人真是苦头吃尽，命运悲惨。由于不被理解而被恶语相向，大声训斥，有时甚至挨揍——不让他身体吃点苦头，长点记性，他就明白不了。正因为我们教法不当，不能使其明白怎样做才好，如果此时突然又打又骂，就会加剧他们的紧张不安，导致他们急躁发怒。

可见，自闭症者大发脾气在很大程度上是因为周围的人对自闭症的无知、误解以及对应不当而引起的。从这个意义上说，正是我们这些周围的人应该反省——平时使他们陷入痛苦之境，实在对不起。

我们周围的人应该考虑一下如何用简单易懂的方法来告诉他们正确的行为举止，如果语言不能沟通，则可用一些视觉手段来传达信息，促使他们理解。

---

① 译者注：所谓诱导式询问法是用提问的形式，巧妙地诱导对方回答出自己想要的答案。

我以前一直努力地观察彻之，从他的表情和身体的动作来揣摩他发出的信号（如果是他喜欢的事物，他会笑嘻嘻地靠过来；如果是他讨厌的，则会逃走、坐地耍赖、又哭又叫）；从他的具体的行为来推敲其想法和心情。察颜观色，煞费苦心。

* 卫生间？操场？

彻之把自己的意思通过语言传达给对方，一得到回应，便有了成功的体验。这种成就感转化为想再交流下去的动力，使他体会到与对方交往的乐趣，从而产生更加明确地向对方传达本意的要求，学会留心静观其行，倾听其言。

最初我也觉得彻之既笨又懒（屡教不会，了无干劲），后来才知道，只是因为我们这边说的话并没有传达到他本人而已。"把那个拿来""放那里"诸如此类虚泛的指令，往往使他无所适从，说到底还是因为我们的传达方式有问题。我们应该避开"那儿、那里"这些模棱两可的词语，尽量完整具体地说出事物的名称。

在靠语言不能明白的时候，就出示实物或视觉上能看懂的东西，有时还请政嗣来做示范动作供彻之模仿。

在探索和实践当中，我逐渐发觉，彻之最大的行为问题——多动症的产生原因不在其本人，而在不能理解他的心情和想法的我们这边。

彻之本来就是个好奇心强烈的孩子，有想去的地方，却一直被大人牵着手（怕他捣蛋惹祸），欲去不得，欲罢不能。倘若长期置身于这种被监视境地的话，换了谁都会逃之夭夭吧。

于是在彻之想逃离教室时，就要问他去哪里，卫生间、操场？比如，他回答卫生间，就可以说"好的，请去吧"。

熟悉了这套路之后，他在教室里一待腻了就喊着要去卫生间。针对这种情况，我拜托老师不要对他说"等一下""过一会儿吧"等语句，因为这些语句意思不明确，时间界定宽泛，不知要等到何时才好，反而导致彻之坐立不安，伺机逃跑。因此，对于他本人选择的行动，不如当场允许。无论在家里还是学校里，我都统一贯彻了这个原则。

这样，彻之就能从容不迫地放心出去了，学校里的老师、同学、彻之和我皆大欢喜，大家都从跑了就追，追了更跑这个模式中解放出来。[①]

* 扩充选项

彻之以二选一的方式用语言传达自己的意思，同学们都觉得这挺有趣的，于是每天围着彻之问这问那，彻之也乐于回答。"××和××，哪个？""××和××，哪个？""××和××，哪个？"对这些提问，彻之兵来将挡，水来土掩，一一作答。多亏了这些问答练习，他没费多少时间就熟悉了二选一的操作。在此基础之上，二而三，三而四，逐步扩充了选项。

比如问他："今天吃什么零食？巧克力、饼干、奶糖，哪个？"罗列

---

① 译者注：放任自流不好，干涉太多也不好。过犹不及，此之谓也。对付阿福者流，也得讲些中庸之道。老子云：治大国若烹小鲜，阿福爸爸却云：治阿福如烹小鲜，最忌上下腾挪，左右折腾。最近胡锦涛讲话中强调：中国人要发展，不折腾。不折腾这三字，是多少代价换来的经验之谈啊，老外怎解其中堂奥，只好原封不动地翻成英文 BUZHETENG，可见新旧国粹，其义一也。我信了道听途说，死马当活马医，花了大把银子与精力，出没多家医院，拜名医如菩萨，吃药丸如炒豆，往阿福穴位打了鼠神经增长因子，其所受精神创伤与皮肉之苦怎一个痛字了得！其满腔愤恨更与何人说？真是追悔莫及！

折叠毛巾一丝不苟，很有耐心。

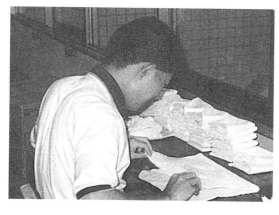

彻之平时爱吃的零食，供其选择。要是他选中巧克力，则进一步问他："蒂罗尔①巧克力、杏仁巧克力、巧克力豆，要哪个？"让他选择。

班级里大家都把彻之当成一分子，决定什么事情的时候，也来问问彻之的意见。比如讨论远足的地方时会问他："彻之，远足想去哪儿？金立、神野公园、久留米、鸟栖，哪儿？"彻之好像也能在三四个选项中挑出自己喜欢的去处来回答。但是，如果那地方他从未去过，只是凭对地名的好恶胡乱回答，未必是他真正想去的地方。

但这也不要紧，毕竟能和大家一起参加讨论是开心的事。同学们都了解彻之的交流能力，对应他的实际水平，想方设法与之沟通，确认他的想法。

（此时才真正地感到周围支援的可贵。哪怕彻之能力只有50——以100为正常，只要周围的人能够认识、理解他，想办法支援另外不足的50，彻之就会加入他们的伙伴团体。同学们也一直实践着在支援下共生的理念。）

直到现在，如果不在彻之眼前恰当地出示选项的话，则确认不到他本人正确的想法。

26岁那年，彻之接受了NHK（日本放送协会）综合频道《新日本探

---

① 译者注：蒂罗尔是奥地利的一个地名。

访・街区的笑颜》(1999 年 11 月播出)的采访。其中有他折叠手巾的镜头。电视台的内多胜康先生问彻之:"工作中你喜欢干哪项活?"

内多先生事先已从我这里了解到彻之最爱干清洁浴缸的活,所以预想他一定会这样回答。可是,彻之的回答却是折叠手巾。内多先生又问了多次,每次的回答依然是折叠手巾,于是想当然地下了结论:现在他更喜欢干这个活吧。

实际上,这种问法并不准确。要想得到正确的回答,必须先让他按顺序说出从早上到现在干的活,一个一个写下来摆在眼前 (按时间先后顺序询问,他会全部说出来,写下来),然后问他你喜欢哪项活,他就能说出自己最爱干的项目了。

可见,要想得到正确的答案需要两个基本条件:一是各个选项罗列眼前,二是这些选项都是他经历过的。

向内多先生解释一番之后,他恍然大悟,更加理解了彻之的特性,之后就尽量具体形象地提供选项,一步一步地确认彻之的想法。

将经历的事情转化为语言

彻之小的时候,睡前我给他朗读儿童绘本,陪他入睡 (但与其说是读给他听,还不如说读给总催我讲故事的政嗣听更正确吧)。

朗读过的绘本有伊索寓言、格林童话、安徒生童话、日本传说等。政嗣听得入神,情绪反应丰富,激起了我讲故事的热情。我终于成为一个像模像样的母亲了,涌上心头的幸福感觉至今记忆犹新。

在讲人物对话时,我全身投入,恨不得化身为故事里的人物,以其

彻之手绘山寨绘本的封面（正反面）。机
器人有肚脐眼，小心着凉！

口吻活灵活现地说话，兴之所
至，有时还跃出书本的樊篱，
多侃他几句；故事情景的描述则
务求形象逼真，仿佛身临其境。
如此煞费苦心无非是为了让政
嗣在与故事情节相沉浮的同时，
丰富语言词汇，成为爱读书的
孩子。

　　与童话相比，彻之更喜欢
福音馆书店发行的《儿童之友
月刊》《科学之友月刊》等儿
童画刊。他好像迷上了"×月号"
这些有数字的绘本。技痒之余，
自己也动手制作山寨绘本，附上插图，写上封面内容。

少儿版儿童之友 12 月号

吃了巧克力啦

月中预约画册　总第 33 期

180.00

1979 年 12 月 1 日发行

福音馆书店　东京都千代田三崎町

　　这种绘本的内容与现实生活紧密关联，都是些经历着的事情、能体
验的事物之类，所以彻之也能理解。另外，在一定程度上这也帮他学习生

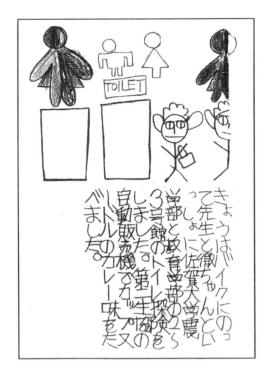

和原口老师一起写的日记。对厕所着迷。
（小学五年级）

活习惯和社会规范。

　　彻之感兴趣的绘本还有加古里子著的《小不倒翁系列》、《小白猫系列》、神泽利子著的全部作品（连作者的住址在三鹰市上连雀都记得）、《变身小怪阿七》，等等。另外，《古利与古拉》、《可怜的小狐狸》、《拔萝卜》也是他爱看的。特别对《好饿的毛毛虫》和《面包房爷爷》情有独钟，以前是出门必携的。如今彻之虽已长大，但仍然对绘本兴趣不减。

*

　　当时，我们还聘请了佐贺大学教育系的学生原口卓也担任家庭教师（以游戏为中心），在教学上他做了一些尝试。为了使彻之理解儿童绘本的内容，他先根据绘本里的故事设计提问，让彻之回答（这种做法是从国立肥前疗养所的古贺靖之老师那边学来的）。

　　比如，在故事中有一段变身小怪阿七成为云雀餐厅厨师的情节，原口老师就让彻之把绘本上的文章全部抄写一遍，然后让他画一张正在做菜的图画（因为彻之对烧饭做菜感兴趣，所以遵办无误），最后提问（填空式）。

　　这个变身小怪的名字是（　　　）。餐厅的名字是（　　　）。阿七做的菜（　　　　）。客人们吃了阿七做的菜，（　　　　），餐厅（　　　　）。在（　　　　）中填写答案（答案为阿七、云雀、好吃、很开心、满员）。

如果答不上来，就用二选一的方式提问："好吃？不好吃？"让他写下答案。也许因为彻之有烧饭做菜和在餐厅用餐的经验，所以很容易把画刊的内容与自己的经历相结合，比较容易理解。但原口老师想进一步让彻之理解"好吃→很开心→满员"这种因果关系，做了各种尝试，仍然没有效果。

（即使是现在，彻之依然很难回答为什么之类的提问。）

＊8、波浪、哗啦啦

儿童绘本是一个想象中的世界，在现实生活中，我多么希望彻之能在开心的时候把他的体验告诉我啊！因此，在散步游玩的时候，碰到彻之感兴趣的东西，我就用语言来向彻之表述。

从保育园回家的路上，我发现有户人家种的秋樱花（又名大波斯菊）妩媚可人，就停住对两个儿子说："秋天到了。秋樱花真美啊！"正教着这是秋樱花的时候，偶尔养花的人家会闻声出来，剪几枝花送给我们。回家后插入花瓶，继续跟彻之唠叨："秋樱花真美啊！"

如此这般，用语言来表述花事，通过语言的形式映入其脑中，只要他能记着人家剪下秋樱花送给我们，带回家后装饰这件事就好了。

尽管彻之当场对秋樱花漠不关心，装作什么都无所谓的样子，之后却在喃喃自语中不时冒出曾经教他的语言，我这才知道原来他听进去了，听得还挺认真。

刚进小学那年，我们去福冈的海边散步，彻之在沙滩上写起了数字，潮水袭来，一下子把他写的"8"冲刷得无影无踪。他吓得后退了几步，随后发现这现象挺有趣的，于是兴致盎然地继续玩下去。写了"8"让海浪冲走，冲了又写，写了又冲，如是者屡。由于这个游戏恰好包含了彻之喜欢的三样东西——水、沙子、数字，因此他欢呼雀跃，目光炯炯，玩得不亦乐乎。

每次波浪冲走数字的时候，我就向他讲述："向着'8'，波浪哗啦啦地来啦，'8'没有啦！"彻之也一边跟着喊"8，波浪，哗啦啦"，一边咯咯地笑。

那天晚上，我们钻入被窝进行例行聊天时，彻之重复了多遍"8，波浪，哗啦啦"（几乎都是自言自语）。

（经历过的事情能以语言的形式映入脑中，这也算一个进步吧。）

从彻之还不能理解语言含义的幼儿时期开始，我总会在睡前把当天经历的事情像讲故事一样说给他听。就像事后海边的情景浮现在脑际，"8，波浪，哗啦啦"脱口而出一样，如果彻之能把经历的事情以语言的形式存入记忆的抽屉里，那么以后他就会以语言的形式把这段经历提取出来吧。

＊ 一起写插图日记

从彻之进小学时开始，我就用二者选一的形式提问，让他回答，引导他回忆当天经历的事情。晚上钻入被窝，夜色阑珊，万籁俱寂，大家身心放松，正是静下心来慢慢谈话的最好时候。

倘若只问"今天做了些什么事"，则过于笼统，他无从回答。于是我循序渐进，逐步提问。

①问：今天受老师表扬了？批评了？

答：受表扬了。

②问：算术题会了吗？

答：会了。

③问：在黑板上写了算术（的答案）了吗？

答：写了。

如此顺藤摸瓜，我理清了这件事：今天在学校解答了算术题，把答案写在黑板上，受老师表扬了。

为了晚上在家里能顺利地进行对话，我事先去老师、同学那里打听彻之在校的情况，了解其整天的活动内容。在掌握一个一个事实的基础上，运用二者选一的形式渐次提问（何时？何地？谁？做了什么？怎样做？），这样，彻之就会回答得很好。

然后，我把回答的内容连接成短文，让他背诵。这种练习持续了一段时间之后，只要询问当天发生的事情，彻之就会用简单的语言把经历写下来（当然还需要以二者选一的形式引导他逐步回答）。

比如："今天，小留里和小望来玩了。一起听录音机，一起吃午饭。没有做功课。结束。"

这是他小学五年级写的短文。

以他的暑假作业为契机，我开始尝试每天让彻之写上几行短文，配上图画，做成独特的插图日记。

原口老师也尝试用插图日记的形式，让彻之练习把经历的事情写成文章。首先，以二选一式逐一提问，把每个答案写成一行句子，句中嵌入助词，使其完整。然后，让他把每个句子抄写在一张小纸条上，将这些小纸条按一天活动的顺序排列。最后，让他誊写在日记本上，形成日记。

小学五年级某天的日记：

> 今天老师和小彻一起骑着自行车去了佐贺大学。
>
> 在农学系和教育系的二号馆、三号馆进行了卫生间探查活动。
>
> 在第二生协的自动售货机那里①，吃了咖喱味的鸡蛋挂面。

插图里画着要进入建筑物的彻之，他的耳朵被画得很夸张。在图中还有卫生间的标志。

小学五年级的时候，和原口老师一起去长崎旅游。在宾馆里写的日记：

> 去长崎了。到达长崎站后，进行了卫生间探查活动。乘坐了游船、转马。

另外，日记里还记录了当天在鱼座餐厅吃的午饭菜单以及当晚住宿的长崎宾馆的全称。

当时的彻之完全不能说出自己一天的经历，现在他能边看日记，边回顾当时的情景，一个一个讲给我听：误入女厕所窥探，被原口老师批评了一顿；在水族馆看到了企鹅；在游乐园里乘坐了喷气式飞机、新干线和摩天轮，等等。

（经历的事情认真地用语言记述，让他记忆。即使过了一段时间，他仍能回忆、讲述——当然，还需要借助照片、文字等眼睛能看到的东西。当时，日记只不过是全部照抄的记录而已，如今彻之却能明白日记内容的

---

① 译者注：省略内容为"购买了鸡蛋挂面"。

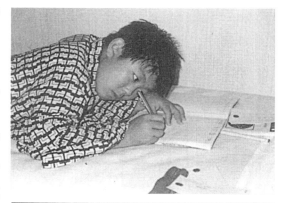

意思，用语言讲述，可见日记之功，不可小觑。）

现在，彻之把劳动所得储蓄起来，利用暑假外出旅行。为了重温记忆（或确认记忆），重返以前游历的故地。

1994 年的暑假，和旅伴一起去九州旅行。在大分、熊本、佐贺辗转一圈之后，最后到达长崎。在那里，也许为了确认记忆，重温旧梦吧，去了趟小学时曾到过的长崎站。

至今彻之谈起当时的旅行依然兴致勃勃：和中村辉义（旅伴，佐贺大学的学生）一起去九州旅游。在熊本，高原由美（中村的朋友）带我们去观光。

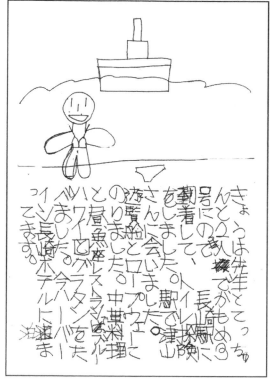

在长崎，和福田隆治一家去了荷兰村。纱千和真千两位小朋友真可爱。

（也许存在记忆仓库中的城市风景和阅历与现在学会的词汇结合起来了，所以才能以语言的形式说出来吧。）

如今的彻之比较怀旧，总想去看看原先照顾过他的人，逛逛令他怀念的地方。每年去佐贺的时候，总不忘去拜访以前受过训练和疗育的佐贺县教育中心、国立肥前疗养所等地。对他来说，这些机构也是有着美好回忆、值得怀念的地方。

现在一有空闲，他就跟我讲许许多多孩提时期的趣事。

＊ 回答"为什么"

对于何时、何地、谁、做了什么这些提问，由于是特定的时间、特定的地点，只要在实际经历的时候跟他讲清楚，他就能说出固定的答案。

但是，他却回答不了为什么。对于"为什么想这样做？""为什么这么做？"类似这些提问，彻之好像现在也难以回答。因为要回答这些问题，就要把以往的体验和经历全部用脑中既有的语言词汇回忆起来，而且要从中甄选出符合提问的理由来回答，这就需要高度灵活的判断力。这个彻之还在学习中。

为此，我让彻之从小就接受训练。

彻之要喝水的时候（他不会用语言，只会用行动来表示），我就顺势替他说"嘴巴干了，想喝水吧"，适时地把为什么想这样做的理由附加上去，用语言帮他表达出来。

嘴巴干了的一套模式教了几年之后，在他七岁某一天，他拿着杯子过来说"水，水"，于是问他："想喝水吗？为什么？"他回答："嘴巴干了。"（机械性的回答）我当时特别惊喜：他会说理由了！

彻之特别喜欢水，但一旦衣服弄湿了会非常难受，不分场合马上就要把湿衣服脱掉。所以我总会备好一套替换的衣服，随时给他换上。可是，看到彻之突然脱下裤子、内裤，不知情的人都会吓一跳，彻之也就免不了会挨骂吧。

如果彻之能说"（因为）沾上水了，（要换衣服）"或"（因为）弄湿了，（要换衣服）"之类的话，那么对方也能接受得了吧。于是就着手让他练习说出要脱裤子的理由。无论在什么场合，我都不会一声不吭地匆忙给他换上衣服，而是用简单的语言帮他说"因为……，所以要脱掉"。

彻之花了三年时间终于学会使用这句话了（作为向对方传达意思的语言）。七岁那年，竟会脱口而出"沾上尿了"，随后脱下裤子。我欣喜若狂：应用他也会啦！

（只要能回答为什么，即使发生问题，也能向人家说明自己那样做的理由，这样就不至于被人误解，麻烦也会随之减少。由于我和周围人们的粗心和成见，往往会误解他的所作所为，使他吃了不少苦头。每当事后发觉自己误解了彻之的时候，总觉得实在对不起他，为此自责不已。）

＊ 只要对方设法配合，交流也不成问题

彻之既然有交流障碍，说话方面就难免有缺陷。只要周围的人能够设法帮助他，弥补语言上的不足，也许就可以过关吧。哪怕其本人能力只有 50（以 100 为正常），只要对方援助 50，双方的对话就可以成立了。

我来讲个简单的小故事吧。那是他十九岁那年的事。

原来彻之绝对不会去接电话的，有一天却突然心血来潮去接了，从此一发不可收拾。于是，朋友们纷纷埋怨："最近老是彻之来接电话，你为什么不接呢？"彻之一接电话，每次话还没说完就"啪嗒"一下挂断。

"那么你什么时候打来的呢？"问过之后才明白，都是在我不在家的时候。原来，朋友问他"妈妈在吗？"彻之总是回答"是的，有"。朋友

以为既然在家就等我过来听电话吧，哪知"啪嗒"一下挂断了。打了几遍都这样，简直莫名其妙。不止一人向我投诉此事，怎么会这样呢？真令我费解。一阵思前想后，才茅塞顿开：原来是因为朋友的问法不当。

因为在日语里，"妈妈在吗？"与"有妈妈吗？"的表述完全一样，很容易导致彻之误解。虽然朋友问的是"妈妈在吗"，彻之却会理解成"有妈妈吗"。彻之确实有我这个妈妈，所以回答"是的，有"，一点儿也没错。可是，对方并不是问他有没有妈妈，而是问他妈妈在不在，潜台词是"在的话，让你妈妈接电话吧"。对彻之来说，潜在的意思无法理解，所以这种问法也不可行。于是我请对方斟酌一下提问的方法。

即请对方这样问："妈妈现在在吗？"以明确时间。他就会回答："现在不在。"

接着问去处："去哪里了呢？"他会回答正确的地方，比如："去蓝天坊了。"

再问回家时间："什么时候回来呢？"他会一五一十地回答，比如："晚上十点回来。"

为了让彻之消除不安心理，我总会在制定他的日程表的时候，也预先告诉他我的日程安排，外出之前，总会把当天要去的地方、回家的时间等内容写在纸上，让他一目了然。比如，留张"妈妈去蓝天坊，晚上十点回来"的纸条。这样，时间、地点等要素都能一一对上，事实清楚，他就能正确回答了。这样提问就行得通了。

如此这般，哪怕彻之的交流能力只有 30 ~ 50，余下的 70 ~ 50 只要对方能够设法帮助弥补，凑成 100，交流问题也迎刃而解。

所谓交流，就是相互理解。只要对方能够了解彻之，理解彻之，再琢磨一些方法帮助他，那么他不擅长的交流也不成问题了。

学会在卫生间小便

我以前一直认为，在育儿的过程中，对小孩进行上厕所的教育，作为家长责无旁贷。

"脱掉尿布了吗"是附近妈妈们之间的热门话题，其他的孩子大多三岁前就不用尿布了。继断奶和独立行走之后，上厕所的教育好像是母亲的又一个使命了。如果小孩不能很好地上厕所，其母亲就会被人贴上失职的标签，为此我忐忑不安。

彻之一岁的时候，我在家里放好小马桶，算好时间脱下尿布，让他坐在马桶上，然后对他说"嘘—嘘—"，催他撒尿。偶尔他撒出尿来，我就表扬他："尿出来了！真棒！"

为了让他对撒尿这个单词有印象，我一个劲儿地唠叨"撒尿吧，撒尿吧"，总是问他"撒尿吗？"但彻之不理不睬，毫无反应。话不会说倒也罢了，哪怕用肢体语言提示一下也好，可他什么都没表示。

听说小孩两岁前后才开始对尿湿裤子感到难受。于是，白天我就尝试给他脱下尿布，穿上练习内裤。三十年前，现在流行的方便的一次性纸尿布尚未发明，当时我们用棉布来做尿布。尽管

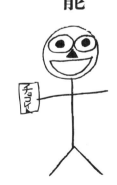

第 5 章

如何培养日常生活基本技能

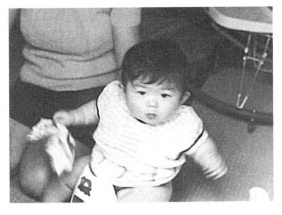

能坐了，马上开始练习坐小马桶。心急的我和坐在马桶上的彻之。

每天洗涤尿布是件挺吃力的活（一天40条），但每当把洗得雪白的尿布挂在章鱼爪般的晾衣架上，开心地看着它们沐浴着灿烂的阳光，在微风中摇曳，我真切地感受到了作为母亲的满足和喜悦。

练习内裤是一种加厚的贴身内裤，少许尿湿的话不要紧，它能很好地吸收。它只不过是小孩在脱下尿布之后穿上普通内裤之前的一种过渡性的东西，供阶段性的练习使用。根据同一宿舍里的前辈妈妈们的建议，我也给彻之穿上了同龄小孩都用的练习内裤。当时觉得，尽管儿子语言发育迟缓，身体发育还算正常，不久就能学会上厕所的技能吧。

* 为什么要撒尿不叫一声呢？

最初，虽然彻之听从指示，老老实实去卫生间或坐小马桶，但也许因为我没算准时间，卫生间和小马桶大多没派上用场，大小便几乎都撒在练习内裤里，从两个裤脚口流了出来。可能换穿练习内裤为时尚早吧，于是又回到尿布，过了一阵又换成内裤，如此来回折腾了好几次。

将近三岁了，仍然一直尿湿裤子。每次给他换上干裤子，都批评几句"为什么要撒尿了不叫一声！"又轻轻地揍几下他的屁股，以示惩戒。

大小便经常弄脏了地板（榻榻米）、地毯。许多次我一边用毛巾擦干净，一边无奈地流泪：为什么撒尿不告诉我呢？为什么不会说撒尿呢？脱不掉尿布的话，就不能去别人家玩，大小便把人家的榻榻米、地毯弄脏了多尴尬呀！

老是教不好上厕所，作为母亲我感到羞耻，真是急死人了。而彻之的变本加厉，莫名其妙的行为好像与日俱增，逐渐多动起来，整天到处乱跑，我不得不马上就追，不安和恐惧的感觉如阴霾一般笼罩了我。

他对"危险"这个词也毫无反应，我对不听话的彻之真是束手无策。当时只认为全部原因在于他不会说话，于是想方设法让他开口，哪怕只说出尿尿也好。我成天对他唠叨不停："尿尿呢？卫生间呢？嘘—嘘—吧。"可是我越起劲，彻之越想撒腿就跑。

（现在回过头来想想，也许当时彻之的精神压力比我还大吧。）

这时，彻之就开始拒绝去卫生间或坐小马桶了。脱掉尿布也能憋尿达三四个小时，尿湿的时候，尿量也相应增多了。大便的时候，他就叉开两腿，像螃蟹一样走路，凭他怪异的走姿和臭味就知道他已在裤裆里大便了。如果我稍一疏忽，他往往会把粪便胡乱涂抹在墙壁上、地毯上，整个屋子被弄得一塌糊涂。硬的粪便还算好的，拉稀的时候就更惨不忍睹，我气得都要哭出来了。

因此，我心境绝差，根本无法和蔼可亲地说"大便出来啦，你爽了吧"，总是训斥他："怎么要大便也不说！"

我当时还想：是不是因为我教得还不够严格呢？毕竟教育子女是母亲的责任，我得加快进度，努力把儿子拉上来。丈夫也怪我："连个上厕所都教不会，你平时到底在干什么！"

我已经殚精竭虑，可不知道为什么，彻之就是教不会。越教越灰心，越教越烦躁，经常情绪失控，等我回过神静下心来的时候，彻之已经被我骂过了。我彻底失败了。

彻之在两岁十个月的时候被诊断为残障儿童，当时我顿时眼前天昏地暗；另一方面，怎么也教不好上厕所的谜底也随之解开，我终于知道了原因所在——因为自闭症，反而松了口气。

我想讨教专家，学习教导自闭儿上厕所的方法。查遍相关书籍，也不得要领。书上只是提及："在培养他不舒服这种感觉之前，要多投入爱心，增加母子交流，增强母子纽带。"尽是些诸如此类无关痛痒、不着边际的劝告。

除了自己琢磨别无他途。总之，要停止现行的教法了。

越着急越没有效果，情况越糟，其原因在于：我一厢情愿地、一个劲地往自己希望的方向改造彻之，结果事与愿违。我没有顾及彻之的感受。从今往后，不与其他小孩攀比，不动辄斥责彻之，要体谅彻之的独特感受，从而推敲他不愿在卫生间里小便的原因。我重新考虑了一番。

首先，我决定从改变卫生间的环境这个环节着手：使彻之乐于在里面小便。

我设身处地地替彻之推想：为什么不愿上卫生间？卫生间里的什么让他抗拒？也许是全部用钢筋水泥构造的卫生间又冷又窄，幽如密室，心生恐惧吧。

于是，在卫生间摆放一些他喜欢的玩具小汽车，窗户、墙壁都用色调明快的布帘装饰一新，把卫生间改装成一个快乐的小型游乐场。门上也贴些汽车图片，还特意敞开着卫生间的门，方便彻之随时进去。可是，彻之既不想进去也不想靠近。

在改善硬件方面我做了不少尝试，在考虑推察彻之的心情方面却因经验不足，心有余而力不及，仍然想方设法执拗地让他说出尿尿、大便，以求一劳永逸。也许正因为如此，对彻之来说，卫生间反而变成了令人厌恶的所在，精神压力的来源。至此，彻之的如厕教育宣告失败，我铩羽而归，放弃了努力，于是重返尿布状态（当时他已满三岁）！

＊ 弟弟的如厕教育很成功

在如厕教育方面，政嗣也是彻之最好的老师。

政嗣尿湿的时候，也许因为不舒服吧，或磨磨蹭蹭，或靠到我跟前来，或在墙角呆若木鸡，看到这些情景，我就明白了。政嗣在小便前，或坐立不安，或把手压在私处，通过这些动作提示我；要大便的时候，脸憋得怪若歪瓜裂枣，一看就懂。

（在用语言表达之前，想要传达的心情和感受已先呈现在表情、动作之中了。）

到了政嗣学上厕所的时候，像以前教彻之时的做法一样，我算好时间让他坐马桶，对他说"要撒尿了吧？嘘—嘘—"，政嗣也一边念着"嘘—嘘—"，一边顺利地小便。也许因为政嗣熟悉了我的一套，也许因为政嗣擅长提示，总之一坐上马桶，大多能顺顺当当地撒泡尿。因此，我笑容满面，频频表扬他："尿出来了。舒服吧？小嗣真棒！"盛赞政嗣的同时，我也对以前总是对着彻之发火一事深刻反省。也许对彻之来说，小便一事与板着脸孔的母亲划上了等号，一提撒尿便精神紧张了吧。

（如厕教育在政嗣身上获得成功，我松了口气，恢复了身为人母的自信。此事虽小，却证明了我不是失职的母亲，赋予了我信心和勇气。）

彻之最初只是瞥一眼政嗣坐小马桶小便的样子，后来逐渐地有了兴趣，只要政嗣一坐马桶，就马上好奇地凑了过来，一边咯咯地笑，一边盯着看（彻之很喜欢政嗣，只要是小弟弟做的事，他什么都感兴趣）。

这样，对小便、大便逐渐打消了抗拒感，也算是他的一大进步吧。

于是决定重新拾回上厕所的教育。可是他已近四岁，政嗣用的马桶偏小，不适用。索性用卫生间的抽水马桶吧，还是抗拒。终于找到了老人用的坐便器，大小也合适，这个应该管用吧。但是，事到如今重新开始练习坐小马桶小便有必要吗？还是练习在洗澡间小便吧[①]。可是，万一弄得他分不清卫生间和洗澡间的区别，不就更糟了吗？真是左右为难。

＊ 在阳台小便了！

某一天，彻之突然在阳台脱下裤子撒尿了！我家在一楼，在水泥造的阳台上安装了一个水龙头。与其尿湿裤子，还不如尿在阳台上，就让他对准排水口小便吧。

其实我当时已在教他男孩要站着撒尿，没想到他无师自通，顺利地学成了。

接着，又开始在阳台里大便。只要来得及，我就会在他的屁股下边垫上报纸，等他大便完了之后，拿到卫生间里冲掉。随后拖来水管，把阳台清洗干净。

先不管撒尿的地点如何，他能自己脱下内裤小便，就算一大进步，因此，我像对政嗣一样，也对他大加赞赏："尿出来了，真棒！"

或许彻之在撒尿这件事中得到了快乐的体验，不久就学会"尿尿"这句话了。

---

① 译者注：日本的房子一般把洗澡间和卫生间分开，不同于中国公寓里卫浴一室的式样。

（先有愉快的体验，随后想再经历一下这样的体验，迫切想把这种心情传达给对方，于是语言就出来了。可见，在语言之前，培养想要传达的心情是至关重要的。）

在阳台撒尿，彻之好像乐此不疲，从而顺利地从练习内裤过渡到普通内裤。

可令我为难的是，去别人家里他也总爱跑到阳台上去撒尿。还有，大雨大雪等天气恶劣的时候，也不能使他如愿（我家的阳台尽管上有屋檐，小风小雨尚可，大风大雨还是不行的）。这时，就让他在洗澡间里方便。

在他方便之后，我在阳台上一边撒水，一边倒些洗洁精，用马桶刷咯吱咯吱地刷洗。彻之看在眼里，也跃跃欲试。于是，我在洗完之后，也让他模仿着做一遍（特意给他准备了一个小马桶刷）。水龙头的水飞溅到水泥地上，洗洁精的泡沫冒出来，这些发现使他非常兴奋，他时而在水里啪嗒啪嗒到处乱踩，时而蹲下来咯吱咯吱地刷洗起来（当然，对其本人而言，这只不过是游戏而已）。

不久，只要一想打扫阳台，他就大喊："尿尿满满了！"于是直奔阳台撒尿。

"尿尿满满了"（日语中"满 TANK"原为汽油满箱之意，引申为"满满"的意思，彻之特别喜欢用这个单词，动辄用一下），这句话尽管发音不标准，但毕竟告诉我他要撒尿了。

对我而言，不管他的话语多么粗砺，只要他提供撒尿的情报；不管他在哪里撒尿，只要他能自己解决，上厕所的教育就算成功一半，值得我欢喜若狂。

彻之已能主动告诉我要小便，接下来我就考虑如何引导他去卫生间的问题。

我发现他对便后打扫这件事饶有兴趣，于是灵机一动：不如将计就计，把他往卫生间引。清洗完阳台以后，就把马桶刷拎到卫生间，继续打扫给彻之看。虽然他没有轻易上钩，但随着重复次数的增多，慢慢地也跟到卫生间来了。

我放了许多水，倒了洗洁精之后，用马桶刷咯吱咯吱地刷洗起来（因为场所、条件有所变化，怕他抗拒，所以我使用清洗阳台时一样的洗洁精和工具）。"打扫抽水马桶真开心啊！这样打扫哦！"我边说边把抽水扳手扳下来，让水哗哗地冲走，这些都动作夸张、满脸笑容地做给他看。

彻之的眼睛兴奋得炯炯发光！他也试着扳下抽水扳手（因为比较紧，刚开始我帮他），水马上流淌出来了。他撒上洗洁精，冲冲水，随后又物色要冲走的东西，卷筒纸不幸被瞄上，于是他咕噜咕噜地扯出一大段来（如果我不掐断，这筒纸会被全部拉扯出来），把纸片接二连三地扔进马桶冲走，高兴得不得了。

终于大功告成！彻之对抽水马桶有兴趣了，也不抗拒进出卫生间了。

＊ 在卫生间练习小便

这下总算要切入正题——在卫生间练习小便了。

正当其时，已过一岁半的政嗣处在从儿童坐便器向卫生间抽水马桶的过渡时期，正好给彻之做榜样。政嗣模仿欲强，在家里爸爸不经意间也给他做了小便操作流程的示范，在托儿所也观察了其他小朋友撒尿的样子，再加上保育员（托儿所老师）认真指导，他马上轻车熟路，收放自如了。

彻之喜欢的画。坐在 TOTO 的便器上大便。

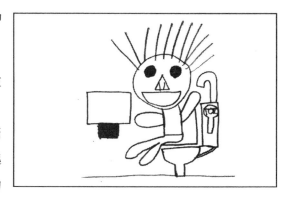

因此，不愧当彻之的一技之师。①

政嗣也好为人师，当仁不让，一板一眼地做起示范。也许为了讨得我的表扬吧，示范做完，让出站位，催促其兄："彻哥也来一泡！"彻之看完小弟操作，对抽水马桶的恐惧烟消云散，接受邀请，按部就班地也撒了一泡尿。

从站立小便开始，渐次推进：脱裤——不必全脱，脱至膝盖处即可；扯断卷筒纸的方法——以适当长度为一截，用笔在卷筒纸上划好线，用时则扯至标线处，再以翻盖压住，最后扯断（这套操作需要训练）；大便后擦拭屁股的方法，等等。这些都是彻之在进入小学之前的三年间，以弟为师，一项一项学习下来，终于掌握的。

可话也说回来，天下马桶式样繁多，机关不一，彻之花了不少岁月才研究通透，以至游刃有余的境界。

（可是物极必反，谁料到日后竟走火入魔，特别嗜好厕所，总想到邻家、建筑物内的卫生间打探一番，终于落下个厕所骚扰狂的恶名，这真是始料不及呀。）

四岁时的夏天，我带他回福冈娘家的时候，彻之在机场里、飞机上都拒上厕所，弄得我不知怎么办才好——总不能现在还用尿布吧。谁知他在东京羽田机场将要登机之前却出其不意，说完"尿尿满满了"就拉下裤子。说时迟那时快，一泡尿已经在过道的水泥地上撒好了。刚好路过的外

① 译者注：区区撒尿小技，却要天时地利人和，一波三折方能修得正果，可谓用心良苦！

国乘客们马上报以白眼——日本的母亲怎么管教小孩的！当时我真的羞愧得无地自容。

如厕教育并非全部一帆风顺，也经历了不少挫折。

大便的流程为：①在卫生间门前脱光内裤（在入小学之前更改为——进入卫生间、关门、跨好马桶，然后再拉下内裤）；②光着屁股打开卫生间的门，进入；③关门；④跨好马桶——即架式摆好，屁股尚未接触马桶边；⑤蹲好马桶——即屁股落下，接触马桶边；⑥大便；⑦用纸擦屁股；⑧抽水冲掉；⑨起立（日后加入拉上内裤）；⑩两脚归回原位；⑪打开水龙头洗手；⑫用毛巾擦干手；⑬开门出去；⑭关门；⑮穿上内裤。

我是按以上的程序教他大便的。

（最初我也毫无头绪，经过反复琢磨推敲，才获此心得。后面介绍的各种操作流程也是事后总结的产物，并不是一开始便有一套现成的章法。）

至于一些如厕礼节，比如进入之前要"咚、咚"敲门以资确认，人家敲门则答曰有人，诸如此类，我都悉心传授，他也一一逐渐学会。不过这已是遥远的后话了。

（反复操练，一点一点地掌握。若要完全熟练操作，则需进行旷日持久的努力，几个月甚至几年。不止如厕一事，后面介绍的其他技能之修得也作如是观。）

攻克小便课题途中碰到一个难题。不知为何，彻之小便时，尿线向右成直角斜飚，总会溅洒在右脚上。每次他都大惊小怪，吵闹着逃开。彻之不懂"己所不欲、勿施于人"的道理，把水等液体洒在人家身上心里坦然，一旦洒在自己身上则如芒在背，浑身不自在，所以每次尿洒在脚就鬼哭狼嚎。

于是教他小便时站好，小鸡鸡握好，尿尿方向控制好，避免洒向脚面。如此练习三好要诀，倒也练成了。可是大便的时候要小便就麻烦了，采取坐姿，三好无从谈起，小便照样撒向右脚方向。眼看含辛茹苦的如厕教育就要功败垂成，我着实担心。

无奈只好找关东劳灾医院泌尿科的医生商量，拜托专家切掉彻之的小鸡鸡包皮，纠正路线，不要右倾，以求尿线笔直向前。专家不以为然，置之一笑：小孩包茎纯属正常，不必因为暂时妨碍而一切了之。教他大便的时候也握好小鸡鸡，控制好方向即可。

于是教他在处于大便坐姿的情况下控制小便方向的技巧，让他练习。

（回首当年，真是杞人忧天。但当时彻之急躁不安得厉害，我也怕如厕教育再起波折，确实忧心如焚，苦恼不堪。幸亏当时求教有方，不至于一刀切下。）

为求得普通人的一个生活末技，迂回曲折，以至于此。从阳台玩水（打扫），到诱导他进卫生间，再到他对卫生间失去反感，最后到他自己主动去卫生间方便。这样，终于赶在进入小学之前，再也不必在厕所门前脱光屁股了，整套流程都会在卫生间里进行了。

个人卫生的打理

＊ 洗脸刷牙

有关洗脸一事，婴儿时期用纱布给他擦脸，之后则换成浸过温水绞干的毛巾。他自己不会用两手掬水洗脸。好像对液体溅到身上有天生的敏感，在浴缸里淋浴的时候，也极端讨厌水珠洒在脸上。

五岁在川崎那年，我带上彻之哥俩去游泳馆。最初三个月他只围着游泳池跑来跑去，之后模仿政嗣，拿起救生浮板，把脸浸入水中做憋气闷水练习。此后也常把脸浸到脸盆的温水里，逐渐学会了用手掬水洗脸。我准备好他专用的毛巾，教他擦拭手、脸等部位。

关于刷牙一事，那是从牙长出来的时候就开始了（一岁左右）。将他的头放在我的膝盖上，用纱布擦洗他的牙齿；他牙齿长齐之后，就用小牙刷来给他刷牙。那时的彻之非常听话，从不抗拒，乖得很。口水流得很厉害，倒起了口腔自净的作用，牙齿也不容易蛀。

大点了以后，头在我的膝盖上乱动，牙刷一塞进他的嘴巴就被咬住，因此我想让他自己刷牙。平时在他面前刷牙示范给他看，还让他看看儿童电视节目中的刷牙镜头。

彻之很喜欢儿童绘本《牙齿的故事》（贺古聪著，福音馆书店出版），我跟他一起翻看，把牙刷对准画册上的牙齿，边唱"刷牙刷刷刷"的儿歌，边让他模仿。

刷牙的程序为：①自己把牙刷放入口中；②下排牙齿刷五下（因为很喜欢数字，所以对我的数字口号非常感兴趣）；③上排牙齿刷五下；④漱口；⑤我检查一遍，需要的地方再补刷；⑥再漱一次口。大致即可，不必强求完美。

四岁半进了保育园，全部同学对刷牙都非常起劲，在模仿同学的过程中，他的刷牙技术老到起来。政嗣一岁以后，我也用同样的方法教他。此时彻之就会拿着牙刷过来，站在旁边饶有兴致地一起陪练。

在山田牙科医院牙科卫生士（日本的牙科国家资格证书获得者）的

指导下，彻之学会了半张嘴巴发声"咿—，刷前牙"。

现在，早上一到七点十五分，他就来到洗脸盆前，洗脸、剃须、刷牙。在单位里吃过中饭以后再刷一次牙。如果牙膏用完了，回家途中顺道去趟便利店买回，第二天一早放入包中带到单位。另外，每三个月他定期去一次山田牙科医院接受检查。

＊ 洗澡

彻之从婴儿时期开始淋浴，稍大之后开始泡澡，只要一入浴缸就变得老老实实，一副心满意足享受的样子。

在五岁那年，彻之开始亲近爸爸，所以在泡澡的时候我把接力棒交给他爸，让他们一起入浴缸。可是轮到我泡澡的时候，他意犹未尽，又脱下睡衣再进浴缸，可见他多么喜欢泡澡啊！（可我想一个人静静地在浴缸里泡一会儿。）①

单位宿舍的浴室里有个浴缸，全部水泥结构，墙壁也没贴瓷砖，非常简陋。因此，丈夫建议改造一下，换个扁柏浴桶。彻之果然更喜欢木头浴桶，时常在泡澡时将戏水鸭玩具漂在水上玩耍。可是因为浴室过于狭小，没法好好地教他洗净身体的方法，只好先匆匆忙忙地替他洗好身体就让他进浴桶。

政嗣什么事情都喜欢自己做，洗澡也不例外。他一边念着"在毛巾上擦好肥皂，搓搓搓"，一边自己洗了起来。正好让彻之也跟着模仿，顺便教他点洗澡的方法。

---

① 译者注：日本人习惯先初步洗净身体然后进入浴缸泡澡，他们并不在浴缸里搓洗身体。为了节省开支，一浴缸的温水一家人要轮流泡。一般的顺序是丈夫在前，子女居中，家庭主妇最后。如有客人，则客人最前。

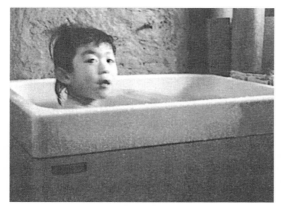

帮人家清洗完浴缸（其实不过是探查浴室）后，那家请他泡澡。

在从保育园回家的路上有家澡堂（彻之已经对那里进行过厕所探查），每月一次我也把彻之的同学带上一起去洗澡（虽然都是小男孩，让他们跟我一起进女澡堂）。澡堂宽敞，施展得开，正合他们的心意，在里面泡得舒心，玩得开心。那儿也是彻之向伙伴模仿学习如何洗澡的场所。

搬家到佐贺以后，洗澡间宽敞明亮，我想好好地教他洗澡的方法。

洗澡的流程为：①拉好脱衣处的窗帘；②脱下内裤；③用小脸盆舀好温水从肩头倒下；④洗屁股和小鸡鸡；⑤入浴缸泡一下；⑥从浴缸出来；⑦折好毛巾擦上肥皂；⑧手（右、左）、脖子、胸部、腹部、背部（用两手捏住毛巾两端搓洗）、屁股、小鸡鸡、脚（右、左），以这样的顺序来洗（然后我进一步帮他洗颚下、腋下、脚底、耳根）；⑨舀温水冲净肥皂（或淋浴）；⑩在周日和周三还要洗头发（弄湿头发、倒上洗发液、用温水充分洗净、抹上护发素、用温水简单洗一遍即可）；⑪洗脸；⑫再进浴缸泡澡；⑬从浴缸里出来；⑭绞干毛巾擦身体；⑮来到脱衣处；⑯再用浴巾擦干身体；⑰穿上内裤。[①]

在后边性教育的章节中将提及，因为我想教他不要在人前暴露小鸡鸡，所以在进洗澡间之前绝不让他光着身子在房间里晃荡。

既然要洗身体的各个部位，掌握左手、右手等名称一事就无法避免。

---

① 译者注：中国人大多没有每天泡澡的习惯，洗澡的程序似乎可以简略一些。

在这点上儿歌起了作用。"右手放前面，右手藏后面，再放前面来，好好抖一抖"之类的儿歌里涉及了肩、肘、膝盖等具体身体部位，他愉快地跟着歌谣逐步学会了。

彻之喜欢唱"爸爸（右手拇指）过来了，爸爸（左手拇指）过来了，在转弯角'扑通'撞上了"。"（右手）痛痛痛,（左手）痛痛痛"，有时会说："那就洗洗拇指吧！"就开始洗起手指和脚趾来。彻之擅长配对，所以既快乐又准确地学会了这些。

完全教会他一个人进洗澡间自己洗身体，前后花了七八年时间。他自己能料理洗澡一事（自己把自己的身体洗干净），当然让我省心不少。更重要的意义在于，这也成了我教他一个基本道理的起点——自己的身体属于自己，自己能触摸自己身体的任何部位，要保重自己的身体，要保持自己身体的清洁。这也是着衣用餐以及性教育的基础。

＊ 穿衣

彻之小时候比较随便，我做的衣服他什么都穿。刚开始教他穿衣的时候，挑一些从头上一套就完事的无纽扣的 T 恤衫、腰间装上松紧带的裤子等一些宽松易穿的衣裤供他练习。因此，教起来也不费劲。

穿裤的流程为：①坐下来拿好裤子；②右脚穿进去；③左脚穿进去；④站起来；⑤把裤子拉上来。

最初，我辅助他做一个个动作，接着，让他看示范（我让政嗣穿给他看），同时用语言提示"坐下""右脚穿进去"等等。在他卡壳的时候还得辅助一下或指一指裤子。一周左右就行了。

此后只要催一下"好了,穿裤子吧"，他就会穿好了。我也不忘表扬他：

"穿得挺好，真行啊！"或者奖励他做一些喜欢的事情，比如"既然穿得不错，就出去玩玩吧"。

上衣、裤子等等也这样练习穿着。外出之前，按照穿着顺序摆好袜子、T恤衫、裤子、上衣，只要喊一声"外出了"，他就会自己穿好衣裤。

接下来挑战穿鞋。之前每当外出，彻之只会直挺挺地站在玄关处等我给他穿鞋。于是，首先让他坐好，自己拿好鞋子：穿鞋吧，然后在旁帮忙辅助一下，一起把鞋穿好。一穿完就表扬："会穿鞋子啦，真棒！到外面玩去吧。"利用他爱外出游玩的心理，耗时数月，逐日渐进，终于学会了自己穿鞋。

（有表扬有奖励就有动力，喜欢外出玩耍的爱好倒成了他学习的动机。）

可另一方面，彻之对所穿的衣服产生了偏执，这着实令我头疼。他讨厌有领子的衣服（也许衣领蹭着脖子不舒服吧），拿剪刀把衣领全部剪掉。从此我只给他买圆头无领的衣服了。有一段时间，他对黄色情有独钟，非黄不穿。

如果一直穿着老头衫式的黄衣服，未免过于单调乏味，他本人也体会不到穿衣的乐趣。为了使他摆脱这种刻板偏执的状况，我设法让他自己选择衣服，而不是我预先给他准备好。

于是和他一起去商店选购衣服（毕竟和买零食不一样，彻之只是在我摆列的几件衣样中随便挑选而已）。买回来的衣服在彻之专用的敞开式衣柜里折叠放好。

每当外出，我事先准备好衬衫、裤子、袜子，每样三种，供其选择。彻之总是挑选偏爱的同一件衣裳，偶尔也瞥一眼旁边的其他衣裤。我趁机推荐"这件挺可爱的，挺有型的"，干净利索地递给他，不管三七二十一

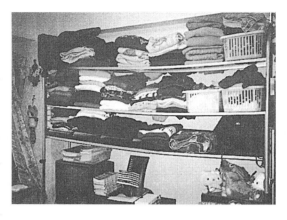

现在彻之的卧室。衣物摆在架上，要穿自己选。

先让他穿上再说。有时给他哥俩买回同样的衣服，先让政嗣穿上，我特地在旁赞赏："小嗣穿上这衣服真可爱！"——项庄舞剑，意在沛公。有意无意地提示彻之，他也会从自己的衣柜里拿来同样的衣服穿上。

过分拘泥于同一服装，生活质量（QOL）不高，但是一味强行制止"穿这不行，穿那件"，只能使其走向偏执的极端，反而于事无补。因此，有必要让他在一定程度上自己挑选，自己购买，逐步拓宽自己的兴趣范围，日益丰富自己的着装品味。

现在彻之的书架式衣柜已经占了其寝室的整整一面墙壁，大到T恤衫、裤子、运动服、毛衣，小到袜子、皮带、手帕之类，全部折叠摆好，一目了然。西装（一季三件）、外套等也在衣架上挂得井井有条。

每天彻之自己从中挑选当天要穿的衣服。

他小的时候，为了方便更换，我按顺序预先把衣物放在篮子里，他只要从篮子里拿衣服穿好就行，无所谓冷热。现在，他主动留心气候和天气的变化了。

比如，彻之某天挑选了不合季节的衣服穿上，我适时建议："今天挺热的，不如穿短袖吧。"可如果他本人执意要穿长袖的，那么就暂且听之任之吧。当天彻之穿着长袖衬衫，汗涔涔地回家。有了这次体验之后，第二天他就主动改为半袖的。

（当初做了不少尝试和努力无非是为了让他摆脱对同一种衣服的偏

执，现在看来，这些倒成了培养当今世间所谓的"自我选择、自我决定"意识的基础。而自我选择、自我决定倘若缺失，提高生活质量、丰富生活内容就无从谈起。为此，从小开始就要重视培养他自主选择的能力。）

绝不在人前暴露小鸡鸡

彻之五岁那年，保育园里一位年长的老师告诉我：小彻有摸小鸡鸡的毛病。不会摩玩性器上瘾了吧？一听摩玩性器，我心里咯噔一下，大吃一惊，当场不知如何回答。彻之将来说不定有性方面的问题吧，一种莫名的恐惧袭上心头（现在想来，当时真是没有必要那么反应过度）。

在当天给班主任的联络手册上，我这样写着：

从老师那里受到摩玩性器的警告，真是难以置信。彻之摸摸裤子的前裆或挺着肚子跑动时，多半为了要撒尿，并不是为了要获得性的快感。自己能说出要小便当然好，但他现在还不会说。正因为说不出来，所以要小便时总是憋得发抖，频繁地把手伸向裤裆前部。此时，老师能否帮忙问一声："要小便了吧？去卫生间吧。"我想他马上会停止触摸，向卫生间飞奔。

当然自己主动去卫生间是最好不过的，在家里也在做这方面的练习。他要撒尿时会感觉不自在，为了激发他的主动性（自发性），我故意不予理会一会儿，等一会儿之后就不忍心了，招呼他上卫生间。憋尿的感觉不好受吧。

不过这事也提醒了我——如果真的染上了把玩小鸡鸡的恶习

就麻烦大了，因此，在他把手伸向前裆要小便的时候，请老师适时给予去卫生间的指示。我也会教导他不小便的时候别摸小鸡鸡。既然生为男孩，长大以后就肯定无法回避性的问题，包括手淫，到时必须学习，在将来适当的时候，我们会认真教他的。

这次应该问题不大，单单是要小便而已。因为我儿子还不会说话，麻烦老师察颜观色，照顾一下。万一真是摩玩性器，就要趁早考虑对策。请老师马上通知我。今日真受了不小的刺激。

老师答复如下：

只知道他把手伸到前裆，我也不认为那是手淫。因为除了要小便以外，没有这个动作。

作为我们，孩子做这个动作还是要批评的。如果不制止的话，他会一直这样做，或者抖动身体，永远改变不了。只有禁止他把手伸向前裆，才能最终逼他说出要小便。当然在一段时期内，尿湿裤子的次数难免增多。招呼他上卫生间并不难，但打招呼过多，反而效果不好，因为这样只能加剧他的惰性，使他永远只会摆抖身体，而不会用语言表达要小便的要求了。

这是我们的见解。这段时期，有时会时间来不及，有可能让小彻尿湿回家，请不要介意。

＊ 何必要禁止手淫呢？

当时我之所以对"手淫"一词精神紧张，反应过度，是因为与不久前的一段经历有关。那时刚刚参加了自闭症家庭联谊旅游，在旅途中，我无意间看见有个被送进福利院的男子（当时回家探亲）突然在大客车上手淫起来。

他母亲有点尴尬，和蔼地劝他："在角落里做吧！"随后带他去了客车后面。毕竟是年长的前辈家长，能临阵不乱，从容应付。我一边佩服，一边心跳不已。如果换成彻之，我不惊慌失色才怪呢。

听那位母亲说，在福利院没有单间，他只好躲在卫生间解决此事，但偶尔不巧被女老师撞见，她们会大惊小怪，奔走呼号，弄得满院风雨，儿子为此挨了不少骂。好不容易回家探亲，就让他自由一下吧。仔细想想也是，孩子挺可怜的，作为母亲，心疼儿子也理所当然。

此后，有位专家在讲座中回答家长有关性问题的提问，毫不犹豫地回答："为了让他们没有精力手淫，就要用马拉松之类的大运动来消耗他们的体力。如果在做，就得严厉批评，坚决制止，不惜揍他一顿。除此之外，别无他法！"其态度之坚决，不容置疑。

我听了既惊又气，不以为然：难道手淫可以用体罚来压抑吗？精子蓄积既满，且阴茎长粗变大，此乃正常生理现象。想抚摸几下聊以自慰，也是人之常情，无可厚非。福利院的男性职员、讲台上的专家，衮衮诸公，难道你们自己没手淫过吗？普通人做的事情，为什么自闭症者就不能做呢？

为何要禁止呢？据说因为担心想要触摸女性，引起性犯罪。想要触摸女性也是自然的生理现象。人类正因为有这样的性趣，才得以子孙绵延。压制手淫的话，性犯罪的危险度反而会更高呢！

制定规范，传授自我控制的方法，以求防患于未然，这正是教育工作的一个环节。比起繁琐的教育来，禁止压制当然操作简单，方便省事，正好避重就轻，但那是无视人性和人权，不合天理和人道吧。

我认为只要约法三章，好好教导，问题就可解决。认真地教他手淫的方法、合适的场所、恰当的时候。[①]

（这是二十五年前社会福利方面的事情了。如今已进步不少，人体结构以及性的知识已被纳入教学范畴，手淫也作为正常的事情被许可。）

数年前，有位母亲找我商量她儿子服药的事情（因为我的本职工作是药剂师）。其子正在服用的药物多达八种，药剂的副作用使他几近危笃，不减量恐怕不行。由于他正处于青春期，问题行为加剧，情绪暴躁，时常自伤或伤人。无奈之下只好饮鸩止渴，增加药量。问及他的生活情况，答曰所在的福利院禁止手淫。于是我提个建议：与其增加药量，不如认可手淫为好。福利院也试行开禁，果然他情绪趋于稳定，暴力倾向绝迹了，用药减量问题迎刃而解。

批评、禁止手淫，实属荒诞。既然那是正常生理现象，并非苟且之事，那么对这种行为进行否定的学校指导就是错误的。也许正是担当教育指导任务的老师们有必要从错误的性认识的束缚中解放出来。

说别人容易，其实我自己也和别人差不多。在被告知小彻有摩玩性器的毛病时，我不也是当场懵了，不知如何才好吗？其实我自己也没有完全摆脱陈旧的性观念。

＊ 严格遵守"别在人前做"的原则

我想，彻之既为男性，到了一定时期，有这种自慰的动作也是当然的，

---

① 译者注：孔子云：饮食男女，人之大欲存焉。昔时大禹治水，疏堵并举，以疏为主，终于大功告成；今者人之大欲，虽不比洪水猛兽恐怖，但也要以疏导为主，妥善解决。

但问题是他有没有"在人前做会很丢脸"这个想法呢？好像有点悬。

据当时的专家们说，自闭症者缺乏羞耻心，因为他们不能理解周围的状况、人际关系，也不在乎别人如何看待自己。

那样的话，说不定哪一天彻之也在车中手淫起来。于是不准上电车，不能与大家一起旅游，哪儿也不能去，生活的空间也被挤压变窄。这正是我担心的结局。

既然不懂羞耻，那么就别强求这方面不着边际的情感培养，索性教他实际的，哪怕只是别在人前掏出小鸡鸡这个原则也好。

于是在他五岁那年我开始教他绝对不可以在人前拿出小鸡鸡。在家里也立好规矩：洗澡的时候，在浴室的脱衣处出来前必须穿好内裤，洗完澡后不得裸身在屋子里晃荡。这规矩让年幼的政嗣，特别是他的爸爸也贯彻实行。在外面，比如在游泳池换穿游泳衣时，一定让他先套上浴巾（我把浴巾缝制成筒状，在上边装上松紧带），再脱穿内裤、泳衣。然后把这规矩的实施范围推而广之，在保育园和学校也请老师协助（在保育园，老师们对其他小孩也实行同样的指导）。

只要在人前不拿出小鸡鸡这个规矩能守住，那么当然就不会在人前做起手淫等动作吧。从五岁开始，一直到青春期，彻之十分认真地遵守着。

现在，彻之在自己的卧室里手淫（他本人也知道这个单词），因此，他在屋里的时候，其他家人必定要先敲房门。有时里边的应答不是"请进"，而是"请别进来"。

（彻之一如既往地严格遵守着不在人前做这条原则。幸亏从小开始实行"不在人前拿出小鸡鸡"这个规矩啊。）

如何纠正偏食

在哺乳期，我按照育儿指南做好营养均衡的断乳辅食，彻之老老实实地什么都吃，喂得十分顺利。在粥里放几种蔬菜，撒些鱼末肉末，搅在一起喂他。那时市面上刚开始销售婴幼儿用的瓶装食品，这些也买来掺杂着喂，尽量尝试多种食物。据说人的味觉在幼小时期就已定型，所以要让小孩遍尝百味，以防偏食。因此，在配食的时候我十分在意营养和味道。

幼儿时期，绝不偏食，来者不拒。可是给他吃什么都无反应，不知是否好吃。从彻之的表情里读不出吃饭的乐趣。总归还好，什么都吃得下去，没有明显的偏食厌食现象，当时就松了口气：原来小孩的吃饭问题就这么轻而易举地解决了。

政嗣刚好相反，贪吃得不得了，甚至爬到桌子上伸手抓食物，食物的喜恶也非常明显：要吃的东西过来就笑逐颜开，不要吃的东西过来就马上推开，反应很快。相比之下，彻之几乎没什么反应，这点我觉得有点不可思议。

调羹与筷子的使用对手巧的彻之而言并非难事，很快就学会了（无聊的时候也拿来玩耍）。能用餐具的话，吃饭的乐趣也增添不少，于是我积极地物色一些小孩容易使用的餐具。调羹、叉子、筷子要挑选小孩拿得顺手的；饭碗和调羹则选用凹进较深的，以免舀饭菜时泼洒出来；盘子则寻找厚重结实的，以防叉子戳下去连盘滑走。餐具使用的调教也颇为顺利。

谁知进保育园前一年（三岁半左右）发生了令我困惑不解的事情——彻之突然开始了一种怪习惯，我不触摸一下食物，他就一口不吃。也许因

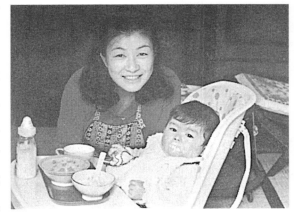

我喂的东西他全部吃，当时倒没有想到反应冷淡的问题。

为政嗣出生不久，他嫉妒弟弟而出现返婴现象吧。于是对他哥俩一视同仁，一样照顾。迄今为止彻之只知道吃却毫无反应，现在总算在吃东西时会撒娇了，倒也不失为一件令我开心的事。

但开心归开心，入园之前还是要他养成自己吃饭的习惯。于是我不断鼓励他"自己吃吧"，让他自己动手用餐。刚好那时政嗣对什么都跃跃欲试——"我自己来"，正好以弟为师教他吃饭。

* 一起种菜、烧菜

进保育园之前，彻之总算会自己吃饭了，但不知怎的，入园之后却无论如何也不吃保育园的午饭。从家带去的面包倒是吃的，园里的配餐却一口不沾。其他小朋友在吃的时候，他就坐一边干等，看着人家吃完。还好园里的点心能吃得下去。

也许因为环境变化导致精神紧张，使他对园里的饭菜产生了抗拒心理。也曾想过，如果把家里的菜做得和园里一样，也许他会适应吧。

谁知状况继续恶化，他不但不吃园里的午餐，在家里也逐渐不吃蔬菜了。

当时宿舍在一楼，门前有个小院子，正好种些蔬菜，让他体会品尝自家种蔬菜的乐趣。那时彻之爱给阳台里的牵牛花浇水，顺着他的兴趣，索性种些会开花的蔬菜吧。院子的花坛里原来种着许多我心爱的三叶草花，后来只好忍痛割爱，改种黄瓜、西红柿、青椒等秧苗。

彻之生性喜欢玩水，每天给阳台上的牵牛花浇水的活儿全部归他管，现在又增加了给蔬菜浇水。我先把满满的一桶水拎到菜地边，由彻之把洒水壶浸入桶中，盛好水一棵一棵地浇过去。也许爱欣赏菜叶浇湿的样子吧，每天浇水总很开心。下雨天也想去浇，只得说服他："叶子已经淋湿了，不必浇了。"

盼到开花结果，政嗣迫不及待地摘下一根黄瓜，"咔嚓"一声咬下一口；彻之看在眼里，也"咔嚓"来一口。那嚼着黄瓜的美滋滋的表情啊！总算成功了！

去超市购物时也带上他，一起把土豆、胡萝卜放入篮中。

然后买回家里一起做菜。在此之前，已和他一起做些点心，例如煎饼、大阪烧之类。由于超级多动的彻之只有在吃点心时能静下来，干脆叫他做个帮手，一起来做。另外，在地域练习会的课上，做过糕点的练习，已经学会了。

还有在语言准备方面，土豆、胡萝卜之类已通过配对练习完毕。

首先把买来的蔬菜分门别类放进各个小篮子里（这是分类的学习），然后逐个洗好。彻之酷爱玩水，正好发挥特长，打开水龙头，哗啦哗啦地洗将起来。

初次做咖喱饭的情景，在他四岁半的保育园联系手册上尚存记录，照抄如下。

傍晚，和儿子们一起做咖喱饭的晚餐。迄今为止，彻之已经帮忙（帮倒忙？）一起做过煎饼、大阪烧、炒面、油炸春卷等等，

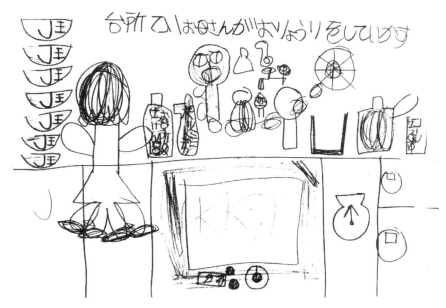

咖哩饭倒还是头一回。

　　彻之洗好土豆之后，我削好皮交还给他，让他切成块，大小随意。结果果然随意，大的很大，小的很小，并且厚薄不一。

　　接下来切胡萝卜。我先把胡萝卜切成粗约一公分的长块条，然后切下一小段作为参照样品，告诉他按这个宽度来切吧，最后在长块条上切好印子来标明要切的位置。铺垫工作做好之后，他就能切得得心应手，顺利地切完，还哼起"一根胡萝卜像1"的儿歌。

　　彻之帮我切了五个土豆、一根胡萝卜。切洋葱有点难度就算了，所以我自己切了。剩下的工作就大致让彻之做——把切好的菜投入锅中，加水，放入月桂树叶等香料及汤料，搅拌，等等。

　　单说"要花一个小时左右才煮好哦"，他未必明白时间概念，于是画好指针指向六点的时钟指给他看：要花一小时左右，时针指到6才行，让他耐心等待（即使当时不明白含义，为了有朝一日能够理解，平时也要尽量用直观的方法出示给他看，同时用语言讲给他听）。

其间给他看看菜肴的图片，读读儿童画刊，打开录音机，唱唱儿歌。彻之坐不住，不时凑到锅前，时而吹一下煤气灶的火，时而掀开锅盖瞧一眼，时而用勺子搅拌几下，忙得不亦乐乎。

可以放进咖喱原汁了，我刚下指示，他马上高兴地把汁水倒进锅中，又急不可耐地捧碗过来，连呼"咖喱，咖喱"。尽管发音还不标准，但毕竟是向人表达要快点吃咖喱的自我意志的语言，值得我开心！

我先让彻之尝尝味道，接着再煮，煮透了就正式揭锅。

彻之胃口大开，连吃三碗。虽然土豆、胡萝卜大小没切好，但味道绝对一流！

* 学校午餐的风波

四岁伊始，我就让彻之使用菜刀，小菜刀刚好合乎他手的大小。考虑到他将来要自立，只要其本人有兴趣，还是让他一开始就用真刀较好。当然有危险，要十分注意安全。

因为三岁那年参加过地域训练会的剪纸手工课，剪刀运用非常熟练，所以我知道他用小菜刀应该问题不大。在手工课上，用剪刀把折叠几层的纸随意剪几下，再铺展开来，立刻出现各种花样。彻之兴致勃勃地剪好后，有的用胶水贴起来作为图画，有的直接作为剪纸画。他甚至会在写好数字或字母之后，用锋利的尖头剪刀剜出其形状来。看着他剪得非常熟练，咔嚓咔嚓几下就完成了，不禁佩服：他真是个手巧的孩子。并且，多做些

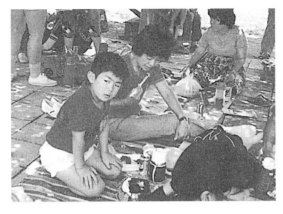

坚决拒食的偾样，我在一旁默默地吃。（小学三年级）

手工精细活有助于他脑神经的发育，因此在他想要使用菜刀的时候（四岁），我毫不犹豫就让他试试。

彻之讨厌吃保育园的土豆炖肉，却喜欢吃家里一起做的咖喱饭，我想教他：这两种饭菜中用到的土豆其实是同一样东西。

参照保育园的菜单，在家里也一起做些有土豆的菜，他倒吃得津津有味；在保育园里，我请老师通融一下让彻之进园里的厨房参观做菜的实际场面，让他确认：用的是同样的土豆。园里的厨房做咖喱饭的时候，彻之也兴奋地考察一番，品尝了一下味道。这样，他逐渐适应了保育园里的午餐。

在保育园里大家都挺配合彻之，不强迫他吃东西，即使不吃也不责备他，耐心地等待他肯接受配餐口味的一天。一年过后，彻之逐渐与其他小朋友一起吃起来了。[1]

进入小学，从五月份开始学校配餐[2]。刚开始尽管吃得慢吞吞，但饭还是全部吃完的，自从我从陪读变成单接送后，他开始不想吃学校的配餐。

当老师把学校午餐当成教育的一个环节、开始配餐指导的时候，彻之就完全抗拒吃饭了。据说轻轻地拍他的脸颊催他的话，勉强吃几口，但随后又吐出来。这种状况一直持续到第一学年的最后阶段。

---

[1]　译者注：只有因势利导才能使他脱下心灵的盔甲，消除抗拒感。古人云：欲擒之必先与之。要先适应他，再改变他。

[2]　译者注：日本新学年从四月开始。

在自己家里、朋友家里、福冈老家这些比较熟悉亲近的地方，他什么都吃，但在餐厅、旅途的宾馆这些生疏的地方，他就拒绝进食。哪怕自己家里做好带来的便当，在远足的地方也一口不吃。

有一次，残障儿联谊会聚在一起去滑雪旅行。大家一起在滑雪场的食堂里吃饭，彻之完全拒食，让大家为之担心。旅途的五天全靠白开水撑过来（我真切地感受到生命力的顽强，单凭摄入水分居然能挺那么长时间）。

那时他只接受水，只好在自动售货机上买些可乐、橙汁给他喝。刚好正在练习钱物交换（将在本书第7章介绍），他自己投进硬币买好饮料，开心地喝了起来。

不吃学校里的午餐，但一回家就嚷着要吃煎饼啦、饼干啦，于是马上和他一起做，他吃得挺香。隔些时间再吃晚饭，所以营养是足够的，午餐不吃也罢了，总有一天会吃吧。一进小学，班级同学人数增加，学校一律以语言来指导学生，以彻之的能力来应付这种新的环境确实捉襟见肘，勉为其难，于是出现紧张不安、混乱不堪的心境也在所难免，从而很难接受新的事物。

（保育园和小学的午餐配食的做法或有区别，再加上当时起示范作用的政嗣不在身边。）

而我又不能多提条件，要求学校既教他课堂知识又在午餐指导方面迁就彻之一下，倘若这样要求的话，就进不了普通的年级，我决定随他去。儿子为了适应学校生活，肯定竭尽全力，身心疲惫吧。我没有为他充分打理好周围的环境，以致他吃了不少苦头，至今我仍然为此而内疚。

与此同时，彻之的食物逐渐趋向模式化——汉堡包、咖哩饭、炒面之类，再也不像以前什么都吃。我也不知不觉地投其所好，只做他喜欢的东西给他吃。

＊ 心情好，吃饭也香

彻之将升小学二年级时，因他父亲工作调动，举家搬到九州佐贺。转到当地的小学以后，他依然不吃学校配给的午餐。我觉得不好意思，当面向老师道歉，谁知班主任园田老师却毫不介意，反来劝我：即使不吃也不要紧，饿不死的。每天看着同学们吃得津津有味，到一定时候自然而然就想吃了，我们就静等他的食欲出来吧。

彻之逐渐适应了新的环境，和同班同学开心地做游戏，有个比较要好的同学（可爱的小女孩）几番催他吃饭："挺好吃的。小彻也吃呀！"这才开始断断续续地吃了起来，时吃时不吃。

午餐不吃也罢，午餐值班工作还是要做的。擦擦桌子，发发饭菜，边一个一个念小朋友们的名字，边开心地把午餐一份一份地分发给同学们。

也许体验到了学校配餐的乐趣，彻之开始正常吃饭了。

此前得到过校方的默许，他可以参观配餐厨房。走上正轨之后，厨房门上贴上了"小彻，不能进入！"的纸条，取消了他自由出入的待遇，和其他小朋友一视同仁。彻之好几次走到门前，看到告示，只得放弃折回。这段经历既是克服偏食厌食的过程，又是一个接受规则、学习克制的过程。

在佐贺的新家，也借了庭院的一隅之地，栽种了蔬菜。为了帮助理解，还标上大字，画好烧菜的程序图，一星期与彻之一起做三次菜。

彻之不吃白米饭，我至今不明白原因，总是在上面撒些拌饭料，或者撒些海苔末，浇上热开水做成茶泡饭吃。现在每天去单位之前，他肯定会确认一下带去的便当里是否撒好拌饭料。因为有一次我忘了买拌饭料，只好让他带上白饭便当去上班，从此他长了心眼，自己主动检查一遍，以防疏漏。如果家里库存的拌饭料快用完了，他就在下班路上去一下便利店，自己买齐备好（平时保证预备量为五包）。

说到这儿，我不禁想起一次野营时的情景。当时不巧没带拌饭料，已过二十的彻之也不吵闹，冷静地想了一会儿，就洒上酱汁将就一下，念着"调味酱"，对付着把饭吃完（他慢慢学会通融了）。

纠正偏食的努力，持续了四五年时间。还好当年没有刻意对他进行就餐指导，强制他就范用餐规矩。否则只会引起他对吃饭的反感，影响他的食欲。总之，宗旨只有一条：吃饭要开心！

（要纠正偏食，不要只关注吃饭一事，还要考虑到培养人际关系、掌握社会性，这才是解决问题的捷径。对人逐渐亲近，体验不断增加，其社会性必然会随之拓展，在此基础之上再逐步改善，使彻之的偏食问题消失在无形之中，一切瓜熟蒂落，水到渠成。）

说到底，开心吃东西才香。于是再也不去超市买零食了，改为和彻之一起自己动手做。起初做些炸薯条、饼干、煎饼，随后做起苹果派、乳酪蛋糕。我也做上了瘾，技术水平也日益提高，甚至会做天鹅形状的泡芙、裱花的生日蛋糕了。

零食归零食，一日三餐还是最重要的。用餐时间要有规律，平时要注意让孩子空腹的状态下用餐。用餐时也留意彻之的心情，经常哼些儿歌调节气氛，在轻松的心态下，他会把饭吃得干干净净。

（以前偏食问题发生的时候，我很泄气，心想反正他不吃，也没认真做。再加上我的育儿方式也有问题，成天在紧张不安的情绪中度过，也许受这种氛围影响，彻之没有把吃饭当成一件快乐的事情，这也是造成他偏食的原因之一吧。）

＊ 从拉面店到家常菜餐馆

小学四年级的时候，纠正了偏食问题，可以带他一起到外边的餐厅吃饭了。当然，还花了很长时间才使他学会按用餐礼仪愉快地享用饭菜（毕竟对当时的他来说，去厕所探查远比享用食物更有吸引力）。

最初我们去了拉面店之类的单点的餐馆。去之前先让他在附近的公园里跑个够，玩得心满意足；进入拉面店之后，只允许他去一次厕所探查，坐回椅子后，说完手放膝盖上，静等拉面端过来（长时间的等待还是办不到的，因此要算好回到椅子上的时间，实现他屁股碰到椅子之后数分钟之内拉面就会端到眼前）。[1]

拉面上来，开始享用；吃完之后，马上回家。我的目的是教他"食堂、餐厅是吃饭的地方"这个道理。如果彻之中途离席，到处瞎逛，我马上让服务员把他的饭菜撤下，算做用餐完毕，绝不拖泥带水。即使他还想吃，也不给他吃。从座位上站起来时，让他必须说一声"吃好了，谢谢"。因为我想让他明白离开座位的话就意味着用餐结束。这样，彻之就学乖了，在吃完之前不会中途离席了。

再进一步，带他去家常菜餐馆。菜单在手，菜肴五花八门，他可以从中点自己喜欢的菜。餐馆真是个练习选择的绝佳场所——在那里挑选自己想吃的东西。

---

[1] 译者注：最近在青聪泉听了罗意妈妈的讲座，深受启发。她向大家披露育儿八点心得，其中一点类似美国国务卿希拉里正在提倡的巧外交：要利用巧外交，签约是有效的双赢方式。不让彻之在公园里耍个够，进饭店探个险，恐怕这碗拉面吃不安生。

（如今彻之所向披靡，无论去哪里——即使是美国、韩国——都能从餐馆的菜单里点出自己喜欢的东西。点菜是他的拿手好戏，他选择菜肴不拘一式，富于变化，有时点些菜名比较独特的，有时点个菜名含有他中意的字的。让人简直不敢相信他以前会极端偏食！）

在用餐间歇，彻之偶尔念念有词："吃饭时不到处乱逛，不走来走去。"似乎在提醒自己，克制住想起身离席的意念。当然，倘若理由充分，比如：想去趟厕所，扔好垃圾就回来等，还是允许他离座的（多多少少智慧见长了吧）。

（虽说之前教育还是严格了点，但先苦后甜，如今才能出入餐厅，遵守用餐礼仪，悠然大快朵颐。彻之一定会感谢我的良苦用心吧！）

升入小学五年级的时候，园田老师看到彻之已能吃学校配餐，心想问题不大了，就趁机解决其他同学的偏食问题，以毕其功于一役，于是号令全员："配餐必须吃完，不得剩下一口。"为了贯彻此精神，又下了道死命令："只有全员全部吃完，才放大家走。"①

这样，平时喝剩牛奶的同学、吃饭留口粮的同学、吃饭爱挑食的彻之一伙难兄难弟，首当其冲，这下倒霉了。大家为了早点被放出来，只好留下来围着彻之，拼命地鼓励他："快吃呀！这个可好吃了！"只等他吃完大家好全体解放。彻之不得不使劲吃了。也许他自己也想早点吃完，好出去和大伙一起玩吧。

据说偶尔彻之实在吃不下，也趁老师不注意耍点小花招，偷偷地把剩饭倒进垃圾桶，一亮空碗："吃完啦！"然后跟大家一起趾高气扬地走出

---

① 译者注：中国古代的连坐法在日本小学倒用上了。礼失求诸野啊。

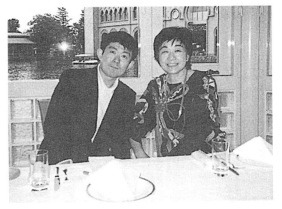

食堂。

　　大多数情况下，他会唠叨着园田老师的语录——"配餐，一点不剩，全部吃完，把学校午餐吃得干干净净。"时至今日，这句语录仍是彻之的口头禅。我由衷地感谢不厌其烦、认真指导彻之的老师们，以及与彻之和睦共处的同学诸君。正因为有了大家的指导提携，才有今天不厌食不挑食的彻之。彻之每次用完餐后，总不忘礼节性地大声招呼："吃完了，谢谢。真好吃！"

失踪

彻之超级多动，一刻不停，谁也比不上他。彻之三岁那年，弟弟刚出生不久，我笑脸对着政嗣边喂奶边说话，他趁隙爬上椅子，打开门锁，一溜烟地跑出去了。

门"吧嗒"一关，我回过神来，赶快放下正在吸奶的可怜的政嗣，起身就去追。可是彻之像脱缰的野马，为了不被抓住，拼命地跑（玩追赶游戏老跑不快，逃跑时倒脚底生风，快得不得了），转眼之间便无影无踪。

我心急火燎，只恨分身乏术——既担心撂置在家的婴儿政嗣，又担心彻之不懂交通规则被车撞了，或又去招惹人家。去他可能去的地方寻找了几个钟头，又联系上朋友，请她来我家帮忙照看政嗣、接听电话。

彻之一旦从家逃走，经常几小时不回来（为什么他不感到害怕，我也觉得不可思议）。每次我都求邻居帮忙，大家一起到处寻找。

天黑较晚时，有时热心人觉得他行踪可疑，通过缝在衣服上的预防迷路联系卡（上面写着名字、家庭地址、电话号码）通知我们去领孩子。

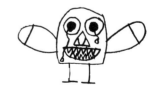

有许多次找遍了也找不到，只好求助警察。警察神通广大，接到通报找到彻之，用巡逻车押送回来。偶尔也因为失踪后闯祸，被人家押到派出所，再由警察通知我们去领人。

父母急死，他却若无其事，嘴里嚼着警察叔叔给他的巧克力，一脸笑眯眯的样子。警察们都很亲切，总是好言安慰哭丧着脸的我，还给了我很多鼓励。

（我真的很感谢警察们，他们真帮了我大忙。）

在找到彻之的现场，他总在惹是生非。或私闯民宅，或擅进商店，如入无人之境，乱拿乱喝乱吃乱摔，真是魔王现世，坏事做绝。好不容易逮个正着，松一口气，还得去人家那儿低头哈腰赔不是。"你是怎么教育小孩的！"难免被人家劈头盖脸地责骂一通。每天为道歉而四处奔走。

只得向对方这样道歉："怎么教都不行啊！我一定要想办法，今后不给您添麻烦。"

尽管彻之擅闯商店乱拿东西，潜入民宅去厕所探查，敲坏人家的贵重物品，在人家墙壁、拉门上乱涂乱画，我也不能把他成天封锁家中。我能幽禁他一时，却不能幽禁他一生。长此以往，当我年老力衰，无力管制他时，他会迎来怎样的结局呢？无非是被马上送入福利院或精神病院，从此在与世隔绝的环境中度过余生吧。

我陷入苦恼，难以自拔：难道终其一生，他只能是总给人家添麻烦的存在吗？

＊ 要想好好外出，先满足他的要求

照顾彻之，须臾不可分神，除了睡觉时间外（白天他几乎不睡觉），购物、烧菜、打扫之时，都得让他在目光所及之处玩耍，做任何事情都要带上他。

外出购物，哪能安心！一进超市，他就来回狂奔，偌大的店堂变成了他的操场。"小彻，等一下！"我在后面穷追，好像在玩猫捉老鼠的游戏。看到中意的糕点，就随便撕破包装（我只好买下）；苹果堆成小山，则从底下抽走几个，顿时小山崩塌，滚落一地（掉在地上的苹果只好悉数埋单，回家煮烂了做成苹果派，分给左邻右舍做人情）。因此，带彻之外出购物是需要足够的勇气和决心的。

在路上，在店内，我无时无刻不在观察他的兴趣所在，注意他不要冲进车道，留心他不要碰打人家小孩，劳神他不要乱摸乱扔店内商品，一只眼购物，一只眼留神追视，神经高度紧张，随时准备紧急出动，一直与彻之形影不离。

当然没有闲心与店员、路过的朋友驻足聊天了。

我一定要想出让彻之尽量不打扰人家的措施（与其消极地把他软禁在家，还不如积极地考虑对策）。

因此，外出之时，要先满足彻之的好奇心和要求，先迁就他做完想做的事，等他心满意足、安定下来以后，才轮到我带他去购物，去办事。因为他还没有先后的概念，不理解时间概念中"后面"的意思，所以只好把他的欲求放在前面优先满足。

比如，去超市购物之前，先到公园你追我赶，跑个痛快，或者先去看他酷爱的电车、中意的汽车，或者去他牵着我的手要去的地方，看好他要看的东西，做好他想做的事情，然后才让他陪我去买东西。这样，彻之就乖乖地跟着我来了。

如果他爱看的电车、汽车一会儿能来，那么问题不大；如果迟迟不来，他就焦躁不安，在人行天桥上跑来跑去，根本不可能让他合作陪你去下一个地方。只好事先调查好电车时刻表（针对电车），去车站咨询好货物列车穿过天桥的时间（针对货物列车），掐准钟点从家出发，到达桥上不久，车辆自会如期而至，从脚下鱼贯而过。可是他心仪的汽车却可遇不可求，只得花时间等吧。[①]

　　特别是消防车、急救车、油罐卡车、清扫车，彻之对它们情有独钟，爱久不废。

　　为什么他这么爱看车辆呢？其实，彻之两岁左右时总爱在家里排列汽车玩具，排好之后只看不玩。汽车玩具在其眼中只是排列器具而已，他不会让车子跑起来玩耍。我想给他看看车辆的实物，每次带他外出散步时，一起站在路边，长时间地看着车子一辆一辆地迎面而来，绝尘而去。

　　还买回交通工具图鉴，教他各种车辆的名字，他很快记住，成了一名爱车族。经常自言自语，念着车子的名字；给他看图片做配对，也能说出车名。后来，又开始画汽车。我看在眼里喜在心里，又带他去医院看救护车，带他去消防署看消防车。

　　与平时不大碰得到的车子相比，他更喜欢每天在固定的时间，按固定的路线经过的清扫车。并且，清扫车总是一边播放着他爱听的音乐，一边徐驰而来。每天清晨，听到动听的熟悉音乐声，他就奔出家门，尾随清扫

---

① 译者注：人行天桥一句，勾起我莫名的愁绪与感慨，是佩服？是酸楚？顿时脑际掠过清代黄仲则的诗句——独立桥头风满袖。话说回来，事前功课要做足才能出效果。罗意妈妈也可谓实践型专家中的巨擘，其育儿八点心得中就有一条提及：要站在儿童本人的立场上理解其心情，摸准他要表达的意思。在难以对付的状态出现之前想好预案和对策，防范于未然。其趣旨与彻之妈妈的经验有异曲同工之妙。

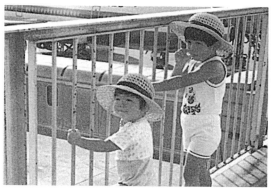

在福冈机场看飞机。兄弟俩戴着同样的帽子，是我的手工作品。

车而去。因此，早上即使失踪也问题不大，只要找到清扫车，就能找到彻之。按图索骥，不费工夫。

（从小对清扫车的酷爱成为了清扫车的拥趸，是长大以后想在环卫局工作的梦想的种子。）

对交通工具的执着不只局限于电车、汽车之类，还拓展到飞机。

某天带兄弟俩从保育园回家路上，政嗣突然手指天空大喊："飞机！"果然，一架飞机正拖曳着长长的尾烟在飞翔。从此，彻之频繁地唠叨飞机，开始对飞机产生兴趣。每当发现飞机在飞，就连呼"飞机！飞机！"为了表扬他的发现，我马上呼应："哦，是飞机！"这毕竟是彻之和我的交流，与我分享发现飞机的喜悦呀。我不厌其烦，手头不管多忙，总会积极认真地回应他，从不敷衍了事。

事也凑巧，我的娘家正好紧挨福冈机场，毗邻着陆跑道，飞机降落的情景随时可见。早晚航班密集时，平均每隔五到十分钟就有客机飞来着陆。带他回娘家的日子里，全家乱套了，飞机一来，彻之就奔到院子里，欢呼："飞机，飞机！"家里人只得放下手头的活计，紧随其后跑到院中，抬头望着天空，应和一声："哦，没错，是飞机！"飞机降落频率较高的时间段内，全家人简直什么都做不成。因此，回老的期间，成天尽在参观福冈机场了。

不入虎穴，焉得虎子

对彻之的超级多动，我简直一筹莫展。即使要阻止他从家里奔出去，

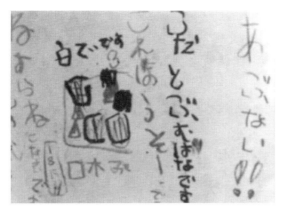

他也根本听不进去，我行我素。我索性不去阻拦，跟他一起行动吧。这既是日暮途穷之际的无奈选择，也是灵机一现的思维转换。

于是彻之一跑，我不会心里念着"糟糕，又跑了"便去阻拦他，而会奋起直追，追上了还笑脸相对，目的在于把他拉入猫捉老鼠的游戏世界。

重复几次你追我赶的游戏之后，我累得瘫在地上，气喘吁吁，这时彻之倒停下脚步，折回拉我催我："跑呀，跑呀！"（有点互动啦！）

既然他拉起我的手，要带我去他想去的地方，我也随着他一起去吧。和他一起进入他感兴趣的世界，在他的世界中感受他的心灵。对他感兴趣的东西，我也表示出浓厚的兴趣，同时配上语言呼应："哦，是……啊。"这样做，说不定他会对我的语言有所反应呢！

车子来了，彻之会冲入车道，照跑不误，哪管我在后面边追边喊"危险！不能跑进车道！"可是，一喊他感兴趣的东西的名字，他马上会眉开眼笑地回头，顺着声音的方向敏捷地反应。

比如，在城市中到处设置着这样的标识：牌子上画个圆圈，里边写上三个红字"消火栓"。不知为何，他总爱站在这个标识前，对三个红字百看不厌。每次我都在旁边附和："哦，是消火栓呀。"彻之则笑呵呵地开心着。他最初写下的有含义的汉字正是"消火栓"三个字（尽管是挺难写的汉字，但他写得还真不错）。也许他不知道消火栓的含义和用途，但在固定的地方肯定有同样图案的标识、同样用红色强调的汉字，因为遍布市区，目击

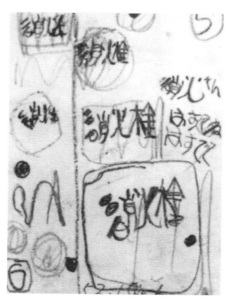

既久，则兴趣自来吧。

因此，我想喊回彻之的时候，只要旁边有消火栓的标识，大喊一声："小彻，这儿也有消火栓呢！"无论离得多远，他会马上对这句话产生反应，跑回来静静地凝视着消火栓。

我告诉他，"消火栓"三个汉字是红色的。

我想教他红色这种颜色，与红色的信号灯关联起来。

彻之总爱冲入车道，好几次都迫使过往的车辆急刹车，害得我向司机赔礼道歉。所幸没有发生事故，但这不等于将来不会出现意外，因此，我绞尽脑汁思考如何才能让彻之不被车子撞到。毕竟他超级多动，性命攸关的事情必须首先教他。为此，除了教他看好信号灯过马路，别无良策。

首先，让他注意红灯。信号灯的红色就是彻之酷爱的消火栓的红色。为了向他解释信号灯的红色代表着停止前进的意思，我反复带他亲临现场，在实际体验中教导。站在信号灯前，手指正前方的信号，对他说："看信号吧。"如果是红灯，就按住他的肩膀告诉他"红灯止步"；如果变成绿灯，就推一下后背告诉他"绿灯前进"。这样，我和他一起利用语言和肢体动作来练习过马路。另外，也让他看其他人的举动，以供侧面参照："你看，大家都停下来了吧！"

不知重复了多少遍，他终于有一点点开窍了。只要手指信号灯说"现在是红色"，他就啪地一下停住脚步。如果是绿灯，将按住彻之的手松开，催一下他：“好了，变绿灯了，过去吧！”他就起步过马路。

尽管彻之暂时不明白信号，但是只要旁边的人开始起步走，他就紧随其后一起过马路。

＊ 对数字和地名也感兴趣

小时候的彻之对数字颇感兴趣，经常哼着跟电视学儿歌：“数字 1 像什么？工厂的烟囱！”

（真是不可思议，对话的语言出不来，歌倒挺会唱的。）

和彻之一起外出散步，偶尔指着附近澡堂的烟囱问他：“烟囱像不像数字 1？数字 2 像什么呢？”然后翻版改唱，“数字 1 像什么？澡堂的烟囱！”再唱，“数字 2 像什么？”以引出彻之的接唱——“池子里的鸭子”。

当然，这离互动交流相差甚远，但徜徉在市区的景色之中，联系彻之平时感兴趣的东西，现场应用学习，边唱边走，大家没有负担，身心轻松，比在家里学习省心多了。要是在家里问他“像什么？”他对你根本不屑一顾。

彻之还对地名的汉字兴趣浓厚。

对电信柱上标示的街名、汽车牌照上打头的地名都感兴趣。宿舍的停车场里停着许多横滨牌照的汽车，他自然而然地喜欢上了“横滨”二字。

我想教他“横滨”两字的含义，特地带他去了趟横滨火车站，告诉他：“你看，这儿写着小彻很喜欢的‘横滨’吧。这儿是横滨站，这一带就叫横滨。”①

---

① 译者注：关于火车站，中日两国印象迥异。日本火车站皆位于当地市中心、最繁华鼎盛的所在，站前的地价绝对是当地最高的；而中国一些城市的市中心是人民广场，火车站位置偏隅，站前人流量大，杂乱无章，与日本完全不同。所以彻之妈妈带他去了最能代表横滨的地方——横滨站。

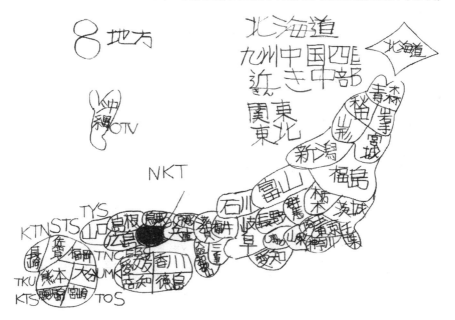

彻之看了站顶高悬的"横滨"二字，念着"YOKOHAMA"；看了电信柱、招牌等处，念着"YOKOHAMA"。回家之后，意犹未尽，开始在纸上写起"横滨"来。

此后，为了进一步拓展其见闻，使其知道地名的文字是表示真实的所在，而不是虚浮的符号，又带他去了川崎站、东京站，身临其境，一点一点地教他。

彻之彻底迷恋上了地名，爱看日本地图。到后来自己动手画好日本全国地图，逐一填上都道府县的名字①。之后又爱屋及乌，兴趣转移到了道路地图册，每天边念着"国道×号线、东北车道、青梅街道"（他最喜欢的道路）等等，边在纸上孜孜不倦地画上途中停车休息区域、交通标识之类。他特别喜欢表示停车休息区域的用餐刀叉标志，对高速公路的停车

---

① 译者注：日本行政区域都道府县相当于我国中央直辖市、行省，共设47个。

休息区域了如指掌，如数家珍，能一个一个按顺序说出。

成了初中生之后，经常利用周六、周日的休息时间，独自一人游访关东各地，以实地印证在地图上看到的感兴趣的地名。他称这种短途旅行为一日游旅行，至今乐此不疲。

他对"××养护学校"、"××研究会"、"××会馆"、"××中心"的场所名称特别感兴趣。查找到离那儿最近的电车站头，到站之后或向人询问那座建筑物的方位，或在站的周围散步一圈，其乐融融。不止厕所探查，地名探查也成了他的兴趣，如今的彻之野心勃勃，想去日本各地走走。

✱ 交通标识的粉丝

彻之总有一天会独自出门，如果不理解过马路的方法，不能识别信号灯、交通标识，就很容易被车撞了。因此，早先带他外出时，我会一边牵着他的手走，一边一个一个地教他。

他对交通标识表示出兴趣。他的习惯动作是拉起我的手来指示物体："教我这个。"于是我反反复复地教。对彻之而言，这些记号（人行道、信号灯、交通标识、指示牌）随处可见，图案统一，不存在变数，也许这使他安心吧。

每次去散步，遇到画着行人、自行车、掉头图案的指示牌，便停下盘桓片刻，十分着迷。特别对行人专用、自行车可通行的标记和禁止通行的标记感兴趣。回家之后，把这些标记和图案画在纸上（这个习惯保持至今）。

（彻之如今已长大成人，对标记仍然痴心不改，也可以说这是一种偏执吧。但是另一方面，这也有个意外的功用。初来乍到的场面，难免局促

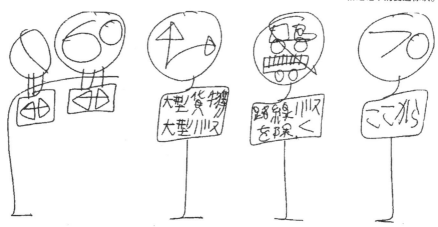

不安，只要匆匆画上几张交通标识的简图，紧张的心情就会得到缓解。此种爱好成了他的精神安定剂，却没有一般药物的副作用。）

＊数年寒窗人不识，一举成名天下知

这种偏执或执着在与他人初次见面时的交流中也起作用。彻之七岁那年，迁家到九州佐贺后第一次参加自闭儿疗育营活动。从佐贺到营地会场的所在地唐津市虹之松原，车程约两小时。营地设在虹之松原学园校内，巴士一到，车门一开，彻之则飞蹿而出，在校园内狂奔。老师们如临大敌，马上团团追赶："大家注意！超级多动的小孩来啦！"

绕跑了一圈之后，继而探查厕所，旋又转战体育馆，在馆内哇哇乱叫地跑了几圈，能量发散殆尽，刚好赶上在那里举行的开幕式。仪式甫一开始，彻之便走向前面的黑板。老师们或许对兴奋的彻之毫无办法，念他初次参加，不予追究，只好静观其变吧。因此也不要求他坐住不动，任他自由走动。

谁知彻之来到黑板前，手执白粉笔开始写将起来，神情肃然，全场

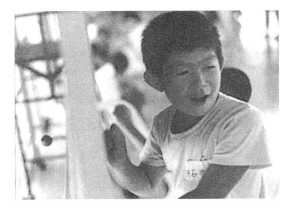

在疗育营地的黑板上默写着沿途出现的交通标识，心情超好！

皆惊！（我也惊呆了！）凑近一看，原来他在默写从佐贺到唐津的沿途道路标识（指示牌）上写着的九州各地的地名：长崎、佐世保、唐津、伊万里、武雄、嬉野，等等。

难道他一路上一直留心车窗外的道路标识，把惊鸿一瞥的地名逐个映入脑中了吗？

刚才的彻之还动如脱兔，现在却静如处子，多么不可思议。他正紧握粉笔，流畅地写下一个又一个难写的汉字，全神贯注的表情看起来既聪明又斯文。

好像要把沿途摄入眼中的影像赶快当照片冲洗出来一般，他干净利索地画好长方形框子（代表指示牌），又熟练地在框内画上直行、右转、左转的方向箭头（也有三岔路、五岔路的），然后标注上目的地的地名汉字。

那副手脑全力以赴、目光熠熠生辉的模样真让人震惊！

在场的自闭症专家们大喜过望：他是典型的自闭症儿，却能学得这么好！开幕式一结束，彻之马上被老师和学员们围在中间，问这问那。老师们还教他地名的读法和汉字的笔顺（他能写汉字，却经常或写错笔顺，或不懂发音）；对新的地名读法，彻之也跟着学得很起劲。双方实实在在地展开互动交流。

彻之超常的记忆力——像照相机拍照一样准确地记住道路标识上的汉字，令人惊异，瞬间名扬营地，成了新闻人物。在佐贺县自闭症家长联从佐贺返回川崎以后，每天仍默写佐贺或九州的地名。

谊会上初次登场便成功亮相了（至于在社区的亮相和在学校的亮相之情景，在另一本书《原汁原味的育儿》中已有介绍）。

这样，彻之的兴趣从不知何时会来的电车、汽车之类不确定的东西转移到消火栓、招牌、交通标识之类比较固定的文字、记号上来，因此，带他出去比以前省心省力多了。

他还不能说"我想要……"，总拉我的手过去帮忙，我尽量顺着他这个要求，优先考虑他的心情。即使我拉着他硬要他做什么，他也会又哭又闹拼命反抗，终归无济于事。他的意志，说坏了是固执，说好了是坚强，我还是尊重他的意志吧。正因为有这么强的意志，我坚信总有一天他会想用语言来表达自己的心声。而我要做的工作是，帮助他用语言来表达要求。

画街区地图

三岁多的时候，彻之把兴趣所及的文字像符号一样写下。比如：横滨、东京等地名，有消火栓的地方的街名，电器商店里东芝夏普的招牌，泉屋商店的店名，梦见之崎公园的园名，等等。

文字旁边还画上建筑物、秋千之类的图画。字迹潦草，字形缺横少捺，笔顺也错，但只求形近神似而已，半天刷刷写个不停。

我发觉彻之有视觉优势，眼睛像台照相机记录感兴趣的东西，心想：不能理解语言也不要紧，只要出示文字或图片给他看，或许就能使其理解吧。利用其视觉优势，通过眼睛传达信息或许可行，于是试着让他画附近的道路地图。

彻之对道路墨守成规，总是沿着固定单一的路线来回。比如要去超市，出宿舍后右转，沿着小溪一直往前，直至梦见之崎公园前的五岔路口，过信号灯后，右拐，往前（沿道路左侧走）就到。在地图上画上路线和超市。

为了教他学点变通，学会走新的路线，我诱导他："这条道上也有小彻喜欢的消火栓，新的道路也很有趣哦！"出宿舍左转，沿五反公园侧的小道往前至大路，过信号灯左拐，沿道路右侧往前走，这样也能到达超市，可谓条条大路通罗马。因为沿途可见两处消火栓，果然彻之更喜欢这条新的路线。

经过的道路在地图上用线标出，反复用语言告诉他："今天，我们去了这家店了吧？在这个公园玩过了吧？在这里看到消火栓了吧？"去过的地方以地图的形式再现，以增强他的记忆，还把公园里玩过的秋千画成图画。

在自制的地图上还标上他喜欢的玩具店、糕点屋、经常玩的公园里的秋千和滑梯、进行过厕所探查的建筑物（对他来说是最有吸引力的场所）等。与其说是地图，还不如说是随意画写的绘图游戏。

（通过视觉把经历的事情映入脑中，形成记忆，也不失为一种好方法。）[①]

在此之前，我和他一起读儿童画册，教他"这是……哦"，但过一会

[①] 译者注：将抽象的动态的纵向的经历以具象的静态的横面的地图之形式铺陈再现，对虽有视觉优势却缺乏时间概念的彻之而言更容易理解。

儿再问他"这是什么？"时彻之却一脸茫然。相反，他对这种自制的地图反应很好。反应好也许是理所当然的吧——毕竟地图上画着的、写着的都是他既感兴趣又实际经历过的地方。

彻之或写或画，甫一上瘾，又惹来了新的麻烦：在所有的纸张和书、墙壁、拉门上自由发挥，乱涂乱画。我只得给他立规矩，在墙上反贴几张旧挂历，允许他在旧挂历的背面随意涂画。彻之开心地在上面写上文字、数字，或画上脸、大地图等等。

升入小学以后，学画地图成了社会课的一个内容，从画附近的简单地图开始，由浅而深，逐步学习。在地图上用记号标上学校、邮电局、寺院、果树园等处，彻之觉得很有趣，很愿意参加这门课的学习。

他的好奇心的范围也一步一步拓宽开来：由宿舍附近到街道，到校区，到市区；画的地图也慢慢地详细起来：有信号灯、道路标识，当然会有公共厕所，还有喜欢的人家和建筑物（可能是他厕所探查完毕的地方）等，有许多我没注意的地方也在地图上画好。地图上画着县立医院的住院部的大楼，大楼上空飘着朵朵白云——也许他在这幢大楼里已经充分体验过厕所探查，战果丰硕，十分满意，所以把这座建筑物画得非常漂亮。

因此，观察他画的地图，可以知道他的兴趣所在，可以把握他的活动范围。

＊ 一个一个地练习过信号灯

彻之的活动范围日益扩大。他总不可能一直和我手拉手，粘在我身边，总有放手的一天。为此，我要一板一眼地教他交通规则。

此时，自制地图派上了用场。在上面标上商店、公园等位置的同时，也画上了信号灯和人行横道的斑马线。在旁边还注上：过人行横道要举手。

我带他亲临有信号灯的人行横道现场来体验，并告诉他：看清信号灯，红灯停，绿灯行。信号灯变绿了才可以过去。过人行横道时要举手。

即使彻之当时能够理解，正确地过马路，可换成其他的地方或其他的情况就不能举一反三，随机应变（就是一个地方，也要屡次练习才能真正学会）。

那是教了他三年过信号灯之后发生的事情。

我们来到了一个没有信号灯的人行横道口。汽车没来，可彻之却逡巡不前。为什么不过马路呢？我觉得不可思议，后退一步一看：原来他侧眼紧盯着右边一百五十米开外的信号灯，等那个信号灯变绿了才举手迈步过马路。对车子来说，那信号灯是绿色的，当然疾驶过来。我立即上前抱住彻之。一个急刹车，差点撞上！驾驶员狠狠地骂了我们一通，我只好深深鞠躬道歉。

我向彻之说明：这儿没有信号灯，所以只要举手通过就可以了。那边的信号灯是过那边的路口才看的。

只有实际体验才能使他理解明白，因此，在这个没有信号灯的路口教完过马路之后，我带他去那个相离一百五十米的有信号灯的路口，让他练习一下。

在一处能行并不意味着在其他新的场所也能行。在其活动范围内的任何路口（有信号灯的、无信号灯的），一处一处都要亲临现场教授，回来之后还要在彻之的地图上一处一处标好画好信号灯和道路标识。

彻之积累了过各种马路的许多经验，如今已会随机应变，到了任何新的地方，不必教都能过马路了。所谓随机应变，是在充分体验、了解多种模式的基础上才采取的相应行动。只有积累众多经历，泛化诸多类型，才能一点一点地培养起随机应变和变通的能力吧。

（对自闭症障碍者而言，如果不借助视觉性的辅助措施，以模式化的形式把事物输入大脑，似乎脑内的信息处理就很难进行。因此，有必要遵循明白易懂的程序，把各种模式的配线图大量地输入脑中。模式，或曰事例类型，蓄存一旦齐备，则有可以从中挑选的余地。模式越多，随机应变的行动能力就越强。）

＊ 彻之的绘画——情绪的晴雨表

随着活动范围的扩大，社会体验的增多，彻之的社会性一点一点地呈现出来。以前的地图比较单调，此时逐渐变得色彩斑斓，花草、动物、人物等也添加进来。

常常有人问我：怎样教会他使用美丽的颜色呢？其实这不是我教的。彻之经历过许多事情，其中有不少愉快的体验，想把这愉快的心情表达出来，自然而然地用上了美丽的五颜六色。

画的时候倘若情绪不佳则色泽暗淡，由此可以推断当天的心情。精神压力较重或情绪紧张的时候，他有时只用无色单一的线条来画绵长的道路，甚至可以画几十张之多。以此来消除精神压力，或缓解心中有却无法用语言表达的痛苦，使心情平静下来。

现在的彻之仍然不善于语言表达，通过自言自语或绘画，能间接地把心声传达给我。看到他在画色彩丰富的图画，我就放心了。

许多年之后，碰到一位专家，他能根据一个人的绘画作品来判断其心理。他看了彻之的绘画后说：画面上画满了花、动物、人等等。这是

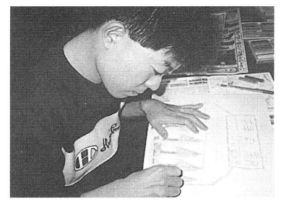

正在画他最喜欢的车站——拜岛站的画，五颜六色。

画者在众人的支持和充沛的爱心之下愉快成长的体现。此话似乎在肯定我的育儿成就，听了挺受用。据说色彩绚丽斑斓正说明他心神安定。

彻之君现在心情不错，又快乐又幸福，专家的这句话是对我这个自闭症儿母亲的最高赞誉。

彻之高中时候以"街区的诗"为题画了一副街区风景的贴纸画。构图上以稻下屋超市为中心，前面画有信号灯和人行横道；上空画有漂浮的白云和广告气球；广告气球上写着当时电视上流行的一些企业广告语。画面上也有人物。此画色彩纷呈，琳琅满目，在川崎市普通高中八校作品展中一举夺魁，荣膺金奖。

在大家的协助下学会打招呼

移居佐贺当天，彻之就乱闯左邻右舍家里，进行厕所探查，人们对这突兀的行为无法理喻，既惊又气。连连闯祸，此起彼伏。我只好挨家挨户赔礼道歉，竟达两百家以上。因为初来乍到，也顺便与新邻居们认识认识，打个招呼。不管对方爱不爱听，我不得不向他们解释彻之令人费解的行为。当时也无可奈何，只得往积极的方向想：塞翁失马，焉知非福？也许正因为他的超级多动，才使我们一家一下子与当地的人们迅速搭上线呢。

第二天一早就买足毛巾，以作打招呼用的薄礼，一家一家地拜访过去。

大家看看彻之面目端正，五体俱全，都觉得不可思议："哪里有残障啊？"

于是我一五一十地向他们说明："彻之智力发育迟缓，兴趣狭窄，对水或厕所格外着迷，以至偏执而不能自拔。"（考虑到佐贺地处偏僻，容易误解，故而隐去敏感的自闭症三字不言）还顺便厚着脸皮请求关照："我儿子语言发育迟缓，尚未学会对话的语言，因此还不能用语言与各位交流。现在正在教他最简单也最重要的交流语言——与人打招呼"早上好"。希望他尽早学会，拜托大家帮忙协助。"

与人交流的第一步是打招呼。问候语是意识到对方存在的语言证明，也是人际关系的敲门砖。而且，打好招呼表示尊重对方，能使人心情愉快，如坐春风。

彻之不善言辞，无法与他人进行有难度的对话，但只要脸带笑容、开朗明快地向对方打声招呼："早上好！"人际交流的第一步即可实现。打招呼是人际交流的润滑剂，亦是人际关系的开端，要想在生活上自理，在社会上自立，打招呼绝对重要，必须要学会。

在上小学前的川崎，去人家那儿致歉或拜访友人时，我都顺便拜托一下："早晨碰到我儿子的时候，麻烦各位向他打声招呼——'早上好'。"其时彻之尚未达到向人问好的程度。

迁家佐贺之际，他已上小学二年级，在语言方面也开始出现了单词形式的要求语，因此我下决心趁热打铁，不怕麻烦，求助于四邻。

当然，求助的对象仅限于关心彻之的人家。有些人家不胜其烦，唰地一下收好毛巾，啪地一下关上门，哪里容得你去拜托，只好识相地致完歉便走人：今后再也不打扰府上了。

彻之不擅长语言，却会察言观色，通过声调和表情能准确地推测对方是否接纳自己，一旦对方强烈拒绝，之后他就再也不会去那户人家。

与当地邻居斡旋的结果：能给予同情理解的约占一成，顶多二成；觉得麻烦，不愿协助的约占二成；剩下的六成漠不关心。想要得到全员的理解和协助是绝对不可能的。只要一成的人能帮忙，足矣。今后我要珍惜这份仁爱之心，真心实意地与这些热心人交往下去。为了结识这一成好心人，我在当地到处走访。

话又说回来，原先拒绝我们的人不理解则矣，一旦理解我们，就成为铁杆的理解者。原先漠不关心者了解到彻之一次次的偶发事件之后，触动颇大，转而成为我们的理解者。

可见，人是多么不可思议，多么了不起啊！我由此相信：人心是向善的。

过去、现在、将来，在彻之曲折又独特的成长轨迹之中，贯穿着人们的关怀与援助，对此我念念不忘，心存感激。我悟到了：只有"人"才是最可敬、最可贵的依靠。

＊ 来自四面八方的问好：小彻，早上好！

我是这样和邻居们商量的：现在彻之尽管能说"早上好"，但那只不过是鹦鹉学舌，只存在于他那不知所云的外星人似的自言自语之中，他本人并不知道"早上好"是早上的问候语。能否麻烦诸位早上碰到他时，跟他打声招呼"早上好"呢？

彻之的听觉反应不好，刚开始喊他往往充耳不闻，头也不回一下，但是喊他十次左右以后，我想他会有所发觉，回头看您的。二十次、三十次之后，他可能会看着您的眼睛或嘴角，重复您的招呼。五十次至一百次以后，或许彻之能意识到：这位阿姨总是对我说"早上好"，说不定他会自发主动地打招呼说"早上好"。为了将来某一天能好好地问候大家，拜托诸位多跟他打招呼吧！

同时也关照好大家：彻之的语言能力很有限，希望大家只问候"早上好"即可。其他的诸如"去哪儿？""天气真好啊！"之类的问候语，容易引起他的混乱，暂时别对他说。

（大量地对他说话固然必要，但对他说适合的话更重要。）①

在陌生的地方，对着陌生的人们，我厚着脸皮请求大家协助。当时我想：在所求的十位邻居当中，能有一位答应协助就不错了。

谁知隔了一天，当我和彻之走在街上时，碰到的许多近邻热心地问候："小彻，早上好！"还有一位从五楼窗户探出头来向我们打招呼。真令人喜出望外，一股股暖流顿时涌上心头。想想前些天大家还在斥责我："你是怎么教育你家小孩的！"在一声声的"早上好"中，我深深地体会到被拯救的感觉。

也许多亏了调皮的彻之，我才这么快就被左邻右舍接受了，这么快就融入了当地社会。

过了一段时间之后，大家频频向我报告：今早喊了声"小彻，早上好"，他回头冲着我笑了一下呢；我从二楼喊小彻，他向我挥了挥手呢！捷报频传，大家对我儿子的回应很开心，有期待，甚至还有许多热心人特地跑到我家来报喜呢。

花了两三年时间，才学会了好好地向人问候。听到彻之一声"早上好"

---

① 译者注：日语中的问候语往往与时间有关，比如"早上好、白天好、晚上好"。这方面中文比较方便，一个"你好"就可概括。

的应答，大家像自己的事情一样开心。在大家的帮助下，彻之终于逐步掌握了打招呼。

无论何时何地，无论对谁，彻之都送上问候。这个好习惯此后给他带来无穷的幸运。当困难之壁横亘眼前时，认真的问候时常给予他清除壁垒、走上坦途的契机。

好不容易参加了夜校高中的升学考试，勉强合格并被录取，但学校却提出条件：先观察一学期再说，如果功课跟不上，到那时再谈一谈吧（即下逐客令吧？）。

在入学仪式上，一听到老师喊他的名字，彻之响亮地应了一声"到"，啪地一声笔直地站起来，相貌堂堂，不愧是一名高中生（排除困难、好不容易才升入高中，他喜悦之情溢于言表，应答时也格外用力）。从第二天开始，对老师、对同学，逢人便认真地大声问候。好像老师、同学们还没有互致问候的习惯，看到彻之笑容满面地追着主动地跟他们大声打招呼，心里的疙瘩一下解开了。

班主任在家庭联系本上如此写道："'某某老师，再见'，'某某同学，再见'，彻之君爽朗的问候声仍然在夜晚的校园里回荡。"

我松了口气，这样的话，四年高中生活应不成问题吧。多亏了美好的问候，彻之的高中生活有惊无险，过得非常充实（这将在第三卷详细介绍）。

胆战心惊的独自外出

在没有完全掌握交通规则之前，先让彻之骑带辅助轮的小孩自行车，由我或大学生志愿者在侧旁伴跑跟着，同时教他交通规则。

弟弟政嗣升入小学之后，卸掉辅助轮，独自骑车翩然出门。彻之看在眼里，吵着"小嗣一个人，小彻一个人"，也要求获得自由，单独外出。

熬到小学四年级的夏天，终于下决心让他单独外出历练历练。

交通规则也学得差不多了，他想去的地方也已在地图上标好，准备工作做得十分充分。事先跟学校的老师们（包括任课老师、辅导老师以及住在学校的校工）关照好：从这个暑假起，试着让彻之一人出门；还与我的朋友、彻之的同学们、当地的店家一一打好招呼，拜托诸位看见彻之时，不忘打电话通知一声。

天时地利人和，万事俱备，此时不让他单刀赴会，更待何时？当时的心境颇似母狮子初次让小狮子孤身赴险觅食。

有人好心劝我：让他单独出门，太危险了吧？对社会规范和危险性认识不足，会不会闯祸，给人添麻烦呀？等等。

其实我比他们更担心，但还是咬咬牙坚持说：对危险性已有充分估计，尽量让他不给大家添麻烦。如果闯祸，我再重新考虑他单独外出的问题，总之，请求大家让他试一试。

残障儿连在街区自由地骑自行车一事，也有必要征求大家的许可。一些不可预测的危险因素和害怕彻之惹祸的心理压力像巨石一般压在心头，几乎要把我压垮了。

彻之终于等到了脱离监视的那一天，独自一人意气风发地出发了。

虽然准备充足，但仍唯恐有疏漏，心里忐忑不安。在孩子回家之前，我一直守在电话机旁，铃声一响，紧张得心都提到嗓子眼了。

因为委托在先，同学、老师、街坊邻居的联系电话一个接一个地打进来，报告彻之的行踪。偶发事件接二连三：在道路当中摇摇晃晃地骑车啦；

不到路口就掉头转弯啦；瞥见中意的门牌（日本人住宅门前挂着的写着户主名字的牌子），擅自闯入考察厕所啦，不一而足。

我要批评彻之时有个原则，即要当场批评，倘若拖至事后，即使批评了他也不懂。但是，此次情况不同——我不在事发现场。

彻之一回家，我马上在他面前摊开地图，凭着视觉记忆，以二者选一的模式询问。比如问他："在青木商店前的这条道路，你在路当中骑车，被卡车司机骂了？没骂？"不知此时的彻之是否觉得不可思议：妈妈怎么知道的？但他会诚实地回答："被骂了。"

（彻之绝不会说有违事实的事情，除非对方在错误预期的影响下，因为想知道的事情与彻之说的事实不一致，从而进行预设圈套式的诱导询问，导致撒谎的结果出来。彻之非常诚实而正直，绝不会故意撒谎。）

我和彻之约法四章：在道路左侧骑车；在路口过马路；下午四点回家；不进别人家里。如果不遵守这些约定，第二天就禁止他出门。对他来说，这好像是非常难受的惩罚，但他慢慢地遵守约定了，连回家的时间也不延误。

给他戴上手表，以便明白回家时间。也许受手表束缚不舒服吧，连续三次扔掉回家（损失三只手表）。于是在地图上标画好悬挂在博物馆等建筑物外墙的大钟的位置，制定好线路（写上时间）；或者让他去朋友家经营的糕点店吃三点钟的点心，等等。总之，在行程地图中写入时间，还让他到目的地后看看那里的钟表的时间。

让彻之单独外出的时候，有件事情必须要考虑到。难以预料的偶发事件一旦发生，如果当场不予对应，问题往往激化，难以收拾，最终导致限制出门接触地域社会。为此，我事先准备好联系卡，大小厚薄与名片相当，让他随身携带。第一天给他带上十张左右。每张卡片上面这样写道：

此孩名叫明石彻之。虽然不善与人交流，但大人正在培养他的社会适应性，其本人也渴望行动的自由，因此现在正在练习单独外出。倘若孩子有得罪之处，请多多包涵，并麻烦通知我家，我会马上赶过来。

孩子母亲：明石洋子（家庭住址、电话）

彻之出于好奇，动辄捣蛋，遭人训斥，却手足无措，不知如何应答才好，幸亏他会把准备好的卡片交给对方。初出茅庐的当天，便有七个联系过来，我花了整整两天去赔礼道歉。

这样的调皮捣蛋渐渐减少，但是探查厕所的怪癖依然难以制止，甚至闯入情侣计时宾馆的厕所，只好由自闭症儿家长会的一位母亲陪我一起去道歉。另外，在县立医院住院部的厕所探查中过了把瘾之后，又逐一遍访其他医院以扩大战果。考察厕所有暇，某日竟潜入一家医院的电脑室，惹下大祸，赔偿金额触目惊心。

（彻之破坏的卫星天线、浇得透湿的榻榻米地板、咬坏的沙发、乱涂乱画的私家车前盖板等等，导致了巨额赔偿。痛心之余，只好加入赔损保险。奇怪的是，参加保险以后，赔偿事件倒一件都没再发生。）

＊往积极的方向理解超级多动

以前我陪他外出的时候，怕他得罪人家，总是先他一步预防，不知不觉地就出手干涉了。如今他单独外出，情况当然不同，他要自己把握和判断周围的情况、道路的走法、到达的时间；中途发生问题也得自己应对，因此他开始努力学习当场必须要说的话（尽管还是模式性的语句），拼命把这些语句记入脑中，会讲的语言也随之增加。

可见，单独外出对他在社会上获得自立能力大有裨益，效果非常明显。更重要的是，彻之能自由行动，身心满足，情绪也日趋稳定。

他超级多动，到处惹祸，如果我畏惧街坊邻居的投诉，将之禁闭家中，那么他那巨大的过剩精力将无处发泄，必然以问题行为的形式喷薄而出，从而沦落为无法收拾的人。

（最终的结局就是被送进福利院或精神病院看管起来，这样的自闭症者我已经看到好几位了。）

我不会因为引起偶发事件而不让彻之进入地域社会，而是会进行逆向思维：偶发事件每发生一次，向当地的人们说明的机会就增加一次，当地能理解的人、协助的人、支援的人就增加一拨。

（世间万事，往消极方向思考则痛苦，往积极方向思考则快乐。）

彻之的超级多动也曾经被人认为是问题行为、怪异的行为，这是因为周围的人们无法预测他的行为的起止，被他弄得晕头转向，所以人们觉得怪异，觉得有问题。

但是，站在彻之的立场上来看，他有自己的行为目的（只是无法向我们传达罢了），也为了适应社会在做必要的学习和实践，以有助于个人的独特方式成长。甚至可以说，正因为他好奇心旺盛，才能拓宽视野、丰富体验，为将来在社会自立打好宽泛的基础。

现今已长大成人的彻之，利用休息时间到县内的关东各地旅游，他称之为"一日游的旅行"，一日来回花八小时左右。外出八小时不回家，照样不迷路，谁也不说这是问题行为。因为他的旅行与普通人的兴趣旅游、街区散步无甚区别。

爱水如命！

彻之自幼儿时期开始就酷爱玩水，小到茶杯里的水、洗脸盆里的水、水龙头流出的水、玩具洒水壶洒出的水，大至江海湖泊的水，无水不玩，一看见有水的地方就扑上去。

在他五岁那年的冬日，我在日记中写道：

> 他发现沟里的水在流淌，就三番两次地抬脚把沟边的积雪踢入水中，然后静静地观察雪融于水的过程。

日记中描写的彻之，给人一种知性的思考者的印象。

另外，在散步的途中有条排水沟，他喜欢蹲在沟边，凝视各家的生活用水流落沟中。在有窨井盖的地方，他则趴下来窥探下面的流水，还把小石头从缝隙扔下去，以确认水声（我丈夫看到这情景，大喜过望：宝贝儿子充分具备成为科学家的天资）。

彻之为何对水痴心若此？我至今不解。我甚至在想：我们人类远古的祖先是在海中出生的；胎儿未出母体之前也一直浸在羊水中发育。也许因为我们的肢体与水的密切接触，才使彻之对水有一种特殊的亲近感吧。

第 **7** 章

利用偏执刻板，成为家务小帮手

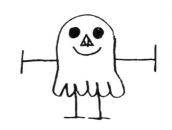

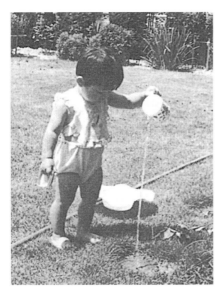

注视杯里倒出的水流是嗜水如命的预兆。（一岁八个月）

彻之三岁以前，看着他时而啪嗒啪嗒地拍水，时而咕噜咕噜地摇着玩具水车，我格外开心。三岁以降，变得超级多动，好奇心转向家外，不时闯入邻家的庭院，把水龙头拧开到底，拖起水管肆意喷洒，顷刻间草坪竟成沼泽，院外的过路人也淋成落汤鸡（我只好出钱给邻居家的水龙头改装成防止随意打开的栓头）。

今年八十五岁的娘家老母亲对彻之的陈年旧事仍然记忆犹新，经常引为谈资。他五岁那年，母亲不远千里，从福冈赶到川崎来探亲。为了聊表孝心，我陪她去箱根旅行。旅馆一到，彻之就迫不及待地去厕所探查，志愿者紧随其后。我带着政嗣，陪着母亲在客房里正饮茶闲聊，谁知从天花板上滴下水来，母亲叹道："这旅馆年久失修，漏雨了吧？"而我第一反应是彻之！直奔楼上一看，傻眼了：二楼水斗里的五个龙头全部开足，水流如注，房间顿成水乡泽国，走廊里也漫溢一片。而彻之却在水里手舞足蹈！我只好向旅馆赔罪不止，并赔偿了浸泡过水的榻榻米、拉门等的修理费。经此一劫，意兴阑珊，马马虎虎地游了一圈就回来了。

彻之的水痴程度，越斥责越严重，但是又不能封住或改装全部水龙头，也不能因得罪人家而将他软禁在家，终其一生。究竟怎么办才好呢？

＊哪里是厕所探查，简直是厕所破坏狂

彻之一刻也不消停，逃出家门，便起祸端。最令人头疼的还是所谓

建筑物的主体是熊本城。去旅行了，不好好观光，只关心当地的厕所。

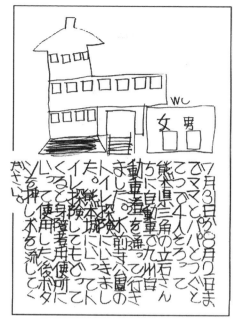

的厕所探查。他对厕所间有无穷的好奇心，一入别人家门，就直奔厕所，先窥探一番，再研究抽水马桶的种类（洋式的？日式的？），最后冲完水后出来。

对各个家庭来说，卫生间是最私密的地方，岂容人家这般折腾？可是彻之不管，照样昂首阔步，不顾人家的制止，如入无人之境，直奔主题。闯入卫生间之后，肆意放水，信手把东西扔进马桶，造成堵塞，难免被人揪住痛骂一顿。

从公园的公共厕所开始，单栋小楼、宿舍、公寓、医院、百货商店甚至情侣酒店，凡有厕所之处，就有彻之踪影。有些建筑物他是第一次去的，却能立即准确地找到厕所位置，真是神了。

从小学二年级开始一直到小学毕业为止的佐贺时代，是彻之把超级多动发挥得最淋漓尽致的时期。

（当时的小学老师读完第一卷后，掩卷长叹道：当年的彻之君真是一名"狠"将，远甚于书中描述；其母所受之苦，也甚于书中所述的十倍。）

从佐贺迁回川崎之际，当地人纷纷留言赠别，以壮行色，大多谈及彻之的好动。县立医院住院部的山本宗俊医师直言不讳地写道："小彻留下的回忆，一言以蔽之——医院厕所的破坏狂。"（哪里是厕所探查，简直是厕所魔王！）

在县立医院，各种样式的洗手间齐聚一堂，正投其所好，故而彻之

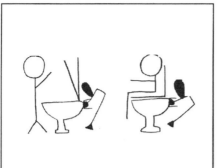

抽水马桶的简图，比现在画得细致、准确。这是对此迷恋入骨时期（小学六年级）的作品。下图彻之默写的"马桶使用说明"：用毕请拉动把手冲水。除柔软的纸张之外，其他一切垃圾请丢入污物桶。

情有独钟，频频探访。厕所探查之余，手痒难耐，做起清扫厕所的活来，弄得水漫金山；又将抹布掷入马桶，造成堵塞，乖戾损招，不一而足。我也因此被医院的保安、护士痛斥多回，但他依然故我，积习难改。彻之失踪、遍寻不着的时候，每当看到医院大门前停着他那熟悉的自行车，我都会急出一身冷汗。

彻之把县立医院的厕所研究个通透，除了搞清在何处有何种厕所之外，还默记了抽水马桶的种类、卫生间墙壁上贴的字、容器上写的字，例如："请使用备好的卫生纸，其他纸张禁用！""脏物桶"。回家之后，复原记忆，先画好医院建筑物的全图，再细分厕所的用途（男用、女用、职工专用、残疾人专用，等等），各楼层厕所的位置以及各种厕所的标识，一一画好注明，连便器的式样和墙上的文字也照搬不误，绘入图中。

彻之堪称人体复印机，同样的画会画上几十张，但一有新的发现（例如：厕所种类、马桶样式、墙上贴纸的变更），就开心地绘入画中，还与先前的图画比较一番。

（画好的纸张整齐地堆叠达千张之多时，他会说"看一遍"，随后从上到下一张一张地确认过后，扔入垃圾桶，同时摇摆着脑袋。如果人家不慎抽走一张，他也会发觉，到处寻找，边找边问："纸在哪里？"倘若向他要：

"请给我一张。"他也会慷慨地说："给你。"他本人过目一遍之后，好像想把这些纸张都当成垃圾处理。）

现在觉得这些回忆值得怀念，但当时却愁苦不堪——究竟如何应对这个问题行为才好？

如今的彻之依然酷爱水和厕所。无论去哪里，最先要做的必然是确认厕所的位置，不然心神不安。因此，与他一起外出时，要把他厕所探查所需的时间也计算在内，留有余地。

他单独旅行时，还携带照相机，肯定要拍许多厕所的照片回来。厕所的图画，每天也画上几张。某次周日单骑郊游，途中发现一家水管施工店，贸然地进去，领了本人家不要的 TOTO 商品目录图册回来，如获重宝，珍惜至今，每天翻看一番。

（最近，彻之从 TOTO 工作人员那里得到一本最新的商品图册，喜出望外！）

让水痴做家务

＊ 清扫卫生间

不知为什么，彻之喜欢厕所喜欢到了极端的境界。既然不能制止，那么利用他这方面的好奇心，让他做些有益的事情吧。做什么好呢？我思考了许多。卫生间设计师、卫生间施工人员、卫生间绘图员？而他又缺乏成为职业人员的能力。展望将来，一片迷茫。但当务之急是制止他乱闯厕所调皮捣蛋。

终于想到了这一招：利用他对厕所的酷爱，教他打扫厕所，也许有朝

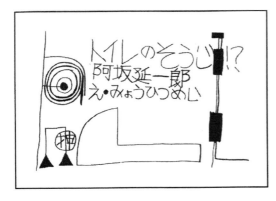

一日他会成为厕所清扫工呢！

着手教他清扫厕所的时候，正值辛苦地教他如何上厕所的三岁那年。

最初练习用的洗涤剂就是清扫凉台用的去污粉，后来更换成彻之心爱的卫生间专用洗涤剂，那是他在商店自己购买的（其实只是让他拿好钱去收银台进行钱物交换）。

打扫卫生间的流程为：

① 把专用洗涤剂摇晃三次，倒出。

② 用马桶刷子刷。

③ 按下把手抽水冲掉。

④ 用（我拧干的）抹布擦拭马桶。

⑤ 用（我拧干的）抹布擦干地面瓷砖。

（当时，④⑤几乎不做，③也只是游戏而已）

升入小学以后，为了让他实际感受在帮忙干家务，我画好卫生间的简图，以五个圆圈代表五个作业项目的完成，做完一个圈一个。圆圈积至五个，则表示作业结束。操作途中不苛求动作精确，只要形式上完成（有那么点意思）即可画圈，并同时不吝表扬："做得真好！真厉害，帮妈妈忙了！"总之，把他赞扬个够。

最初的五六年做得不完全，事后我只得补做一遍。虽不完全，但我决不下再做一遍的指示。因为彻之特别讨厌受人指示或强制，稍微一提醒注意，就马上歇手不干了，所以基本上由他自主，几乎都在游戏。

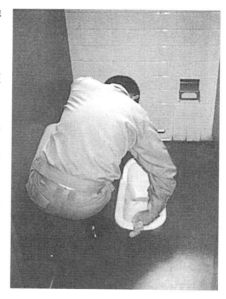

　　另外，彻之对泛黄的地方、脏的地方之类根本没有感觉。总之，按照作业流程从头到尾做一遍，持续做下去的话，总有一天会擦洗干净的，所谓持续就是力量。

　　可问题是，去别人家里时也要打扫厕所（其实他想厕所探查）。对洋式的卫生间特别着迷，尽画了些洋式马桶的图画。因为对马桶式样经常研究，胸有成竹，所以擦得很内行。对 TOTO 的蹲便器也特别喜欢，擦拭起来一丝不苟（特别是商标的地方），恨不得把角角落落擦个干净。

　　小学四年级的时候，为了教他钱物交换，让他练习购物。而购物所用的君子之财，取之有道，道在劳动。作为获取钱财的方法，我决定采取金钱激励措施这样教他：打扫卫生间的工作一完成，就有五个圆圈的积分，兑换成五十日元的现金支付给他（能买五个巧克力）。当他明白金钱是劳动的报酬之后，干起活来似乎有点热情了。

　　直到中学三年级以后，我家的卫生间清扫可以作为一项家务完全放手让他来完成。彻之非常称职，把卫生间清扫得一尘不染。在读普通高中的时候，这项本领成了课余在外打工赚钱的资本。高中毕业以后，受雇于川崎市清扫局，成为一名正式的公职人员，清扫卫生间成了工作中的一个项目。工作态度无可挑剔，还能领一份工资。

　　（对水和厕所的痴迷，可以导致问题行为，也可以顺势利用，以力打力，使之成为获得自理自立能力的基础，从而达到以有益的行为代替无益的问题行为的目的。)

＊ 清扫浴缸

彻之很喜欢蓄满水的浴缸，有足够的水供他尽情玩耍。在洗澡间的洗面盆里漂浮着许多肥皂泡，玩完吹泡泡的游戏之后，打开水龙头冲走，他总是兴奋地注视着肥皂泡随水滑入排水口的情景。我想把玩肥皂泡的游戏与清扫浴缸一事联系起来。

于是和他一起去买清扫浴缸的专用洗涤剂。彻之选中当时电视广告里经常宣传的洗涤剂，买回之后经常拿在手里看看把玩。

刚开头清扫浴缸的程序比较简单：

① 拔掉浴缸的下水塞栓。

② 把洗涤剂的泡沫充分蹭到海绵块上，用力涂擦浴缸外部。

③ 用淋浴龙头冲洗干净。

需要擦拭的部位以水溶性画笔标好，三十公分的正方形大小，教他在这个区域内反复擦拭。

因为他很难有脏没脏的概念，暂时让他擦拭区域以内的地方。每天擦，这小方块自然也擦干净了（剩下的地方我自己做）。

三十公分的小方块最初只擦洗两块，然后增至三块，并标上 ABC（他对英文字母也感兴趣）。隔些天后，由内向外，逐步扩大浴缸的擦洗范围。

做同样的事，让彻之做比我自己做要多花数倍的时间、水和洗涤剂，当然我自己做更省钱、省力、省时间。与他一起做的话，可以长时间成为他的合作伙伴。平时招呼他"一起玩吧"，不大有反应，现在却能兴致勃勃地和我并肩干活了。而且以前总训斥他"不能捣蛋！"现在却转为表扬他，感谢他，我的心情也好了很多。

（表扬孩子非常重要，能使双方精神愉悦。）

我有一个期待：他这么酷爱清扫浴缸，也许有一天能青出于蓝而胜于蓝，在这方面比我还内行，成为清洁专家吧。

我在一旁刷洗浴缸软垫以及其他小物件时，他也表示出兴趣，一次次地浇上洗涤剂，帮我清洗。尽管他做起事来没有定性，浅尝辄止，但只要他有点兴趣，就让他做。

最后的一道工序是用水冲走泡沫，也意味着整套程序结束。他想中途停止时，就喊"水，结束"，就随便旷工了，此时离真正的结束还远着呢。由于他过量使用洗涤剂，中途甩手不干的话，到处还冒着泡沫，一片狼藉，与其说是清扫，还不如说是添乱。

即使这般混乱不堪，但假以年月，就逐渐学会分开使用浴缸洗剂、去污粉、除螨灵，连木条板垫脚凳的背面、地面瓷砖、洗脸盆、椅子也擦洗得锃亮可鉴。对洗涤剂瓶子上写着危险的提示文字亦有兴趣，经常一边念着"不得混用，危险"，一边熟练地使用。有时不小心把洗涤剂喷洒在身上，也慌乱一阵子，但随着经验的积累，他已经能操作自如了。

"又得到妈妈表扬了！我也能帮上忙了！"彻之似乎逐渐为自己而感到自豪了。

随着作业工序慢慢增加，面对轮番指示，他不是腻烦逃避，就是僵硬抗拒（他也有自尊心）。有时纠缠于错误动作，无止无休，根本无法进展。

于是，重拾他视觉的优势，制作好清扫程序表，按顺序逐个提示。

持续数年之后，彻之学会了许多，由于作业范围从浴缸扩展至整个洗澡间，清扫程序表也更换如下。

（根据彻之的作业程度，这张程序表几度调整细化，最后定型于初中三年级时。）

① 拔开浴缸的塞栓。

② 在浴缸的外侧和内侧涂上洗涤剂。

③ 用海绵块擦拭外侧。

④ 用海绵块擦拭内侧。

⑤ 在海绵块上涂上洗涤剂，擦拭浴缸盖子[①]（表面和背面）。

⑥ 在海绵块上涂上洗涤剂，擦拭墙壁瓷砖（每周一次）。

⑦ 擦镜子（每周一次）。

⑧ 擦架子（每周一次）。

⑨ 擦洗脸盆。

⑩ 擦椅子。

⑪ 用喷淋水龙头冲掉泡沫洗净。

以上为洗澡间的清扫程序。每天晚上，还要干以下的活：

⑫ 把浴缸的塞栓塞好。

⑬ 打开电源开关，放热水进浴缸。

⑭ 把浴缸用盖子盖上。

最初，每项做完，他就喊顺序数字："×，做完了，我来圈圈。"彻之往往把脸贴近程序表，仿佛要把那张纸看穿似的，边看边说："1，圆圈。接下来，2。"如此这般，一步步推进。还不时自己逐条朗读项目上的文字，这个项目一完成，自己主动圈圈。心情好的时候，余勇可嘉，连续作业，

---

① 译者注：一缸热水，全家人要轮流泡澡，为了保温，需要浴缸盖子。

在特别护理养老院清扫澡堂的情景，正在擦拭老年人洗澡用的椅子。

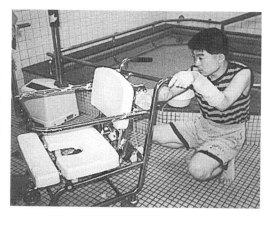

做一个圈一个。有时心境欠佳，畏难而退，任意随机应变，比如："5，打叉。"第5项就跳过不做（干活丢三落四，由我事后补做。现在他已今非昔比，活干得堪称完美，我可以完全放手了）。

　　这样，五岁左右的浴缸玩耍，在初中阶段演化成浴缸清扫，狭小天地的完美打扫，竟然费时十年之久。（但先苦后甜，如今我可以放手不干，优游岁月，此乐何极！）

　　彻之非要去邻家窥探一番的时候，我只得央求人家："让我儿子给您家打扫一下洗澡间，就算义务劳动吧！"邻家也乐得送个人情。果然打扫得清清爽爽，事后人家还登门道谢呢。

　　有件逸事特别值得一提。先前厕所探查之时，曾在街道的阳光工厂（残疾人作业所）作案，此时正好以一技之长将功赎罪。阳光工厂充分表扬彻之的好人好事：工厂人手不足，一直卫生欠佳，彻之君打扫得干干净净，真是帮了大忙。每次打扫完毕，在那里领份下午三时的点心，吃完回来。

　　彻之普通高中毕业以后，成为川崎市的公职人员，先供职于清扫局，后来工作调动至特别护理养老院，大到澡堂，小到轮椅，都是清扫工作的一部分，每月领份工资。

　　（爱水如命→清扫浴缸→以一技之长受人赞许→终于成为职业。这些多亏了他对水的偏执啊！）

＊ 衣物的洗涤

彻之对洗衣机水管排出的废水和水泡也兴趣十足。我一洗衣服，他马上凑过来看（当时我家的双缸式洗衣机放置在宿舍的凉台里），不时往洗涤槽中窥探，把玩具扔进去，开心地看着玩具回旋搅动。每次我都责备他，他却屡教不改。不久，他拿着自己的衬衫或政嗣的保育园拎包过来，用动作表示请洗一下。

我让彻之帮忙将洗好的衣物放进篮子里，顺便教他："这是小彻的裤衩，这是小嗣的衬衫。"这也算配对练习吧，目的是让他理清东西的归属。

（在有兴趣的时候，对有兴趣的东西，我们的语言还是听得进去的。这是机会！）

把洗衣真正地作为一项自立的生活技能来教，是从初中时期开始的（其时洗衣机已流行全自动式的了）。

洗衣的程序为：

① 脱下的衣物放入待洗篮中。

② 把脏的衣物倒入洗涤槽。

③ 放入洗涤剂和柔顺剂，开洗。

④ 脱水完后，将衣物取出分类：裤子（用吊挂衣架）、上衣类（用普通晾衣架）、毛巾类（用章鱼爪式晾衣架）。

⑤ 分门别类晾出去。

⑥ 晾干的衣服收进来。

⑦ 半干的衣物放进烘干机。

⑧ 干透的衣物分好类，折叠好（袜子成双结对，毛巾四折，裤衩、

上衣纳入固定的场所，等等）。

但至今洗衣的流程仍在练习阶段（①～③做得挺好；④～⑧尚在练习中）。因为不上心、缺乏热情，所以举步维艰，难有进展。情况与卫生间、洗澡间的清扫（有兴趣的）有所不同，教他兴趣索然的家务活简直像赶鸭子上架。

但总归聊胜于无，比如折叠毛巾一技，在养老院中派上用场——折叠擦巾，棱角分明。时常回家向我报告：今日折叠了 1600 条擦巾。我由衷地表扬他，并扪心自问：换成我，能有耐心折好 1600 条吗？

养老院的志愿者来信说："彻之干起活来像拼命似的。心无旁骛，一丝不苟地折叠擦巾，从不马虎、偷懒，也不休息，我真担心他身体是否扛得住。"

（交待的工作耐心地做好，这是长期坚持做家务活的结果吧。）

＊厨房的家务活

彻之当然对厨房里的水也感兴趣。自幼儿时期开始，我就带他一起洗菜、烧菜、洗碗。当时为了防止他玩水无度、龙头只开不关，我教他：土豆被水浸湿就关上水龙头；洗碗时，洗涤剂的泡沫冲干净了就关上水龙头。

我想让他明白：并不是禁止他用水，在做家务时可以大量用水。他想接触水，于是心甘情愿地帮我洗菜和洗碗。水只是他干厨房家务活的媒介，但一旦干家务活成为一种习惯，即使没水的场合，他也乐于效劳。

例如：饭前餐具的准备工作。在家里、学校里（包括保育园），他会把筷子、调羹、碗盘等餐具摆放好。最初，我把餐具递给他，由他一一摆放；

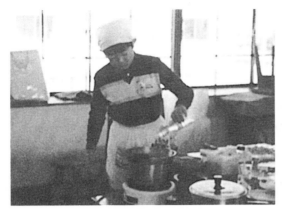

在学校实习烧菜的情景，名符其实的小厨师。（小学六年级）

到后来，他逐渐学会自己从橱柜里取来餐具，在餐桌上放好。

还教他擦拭餐桌：先画张餐桌的简图，教他擦拭的顺序。考虑到他只顾及眼前的一小块地方，因此将餐桌划分为几个小方块，按顺序逐一擦过去。

开饭时，我把饭盛在瓷碗里，把味噌汤舀到小木碗中，吩咐彻之端过去："这给爸爸，这给小嗣。"他小心翼翼，一碗一碗地端到餐桌上。平时他总说喜欢爸爸、喜欢政嗣，不能光说在嘴上，还要让他付诸行动，这也算语言和行动的配对吧。通过与家庭成员间在日常生活层面上的互动，更能促进家庭的和睦。

"谢谢帮忙，妈妈省力多了！"一边赞扬，一边让他帮忙干活。也许无意识中形成了这样一个公式：帮忙干家务＝受表扬，彻之体会到获得承认的快感。

从小学四年级起，开始金钱奖励措施：帮忙干家务活，就给零花钱（作为劳动报酬），效果陡增。

用餐完毕，轮到他收拾碗筷了。空盘空碗端到洗碗槽里待洗；剩菜剩饭则说"垃圾"，然后就往垃圾桶里扔，我想阻止都来不及。有些吃剩的东西下一顿还要吃呢，却被他扔掉了。

现在，彻之的餐后善后工作做得井井有条。洗完餐具后，逐一擦干，在橱柜里一一归位。脏的抹布和有茶垢的茶杯则浸泡在洗桶里，倒上漂白剂待洗。垃圾则放到塑料袋中装好，以便明天一早拿出去扔掉。有时我劳累一天，昏昏欲睡，就全权委托彻之收拾碗筷，一点也不担心，可见我对他的信任程度（爸爸、弟弟倒是毛手毛脚，干家务活还比不上彻之呢）。

*

彻之对水极端偏爱→利用他的偏爱，让他帮忙干用水的家务活→逐渐引导他干没水的家务活→精神上鼓励之余，给予金钱奖励（零花钱）→第二天他可以用这钱买喜欢的糕点吃。

这样，帮忙干家务活＝快乐的事情。不久，彻之争着吵着要干家务活："家务活，家务活！"

料理家务是每天生活上不可或缺的工作。考虑到彻之将来要在地域社会中过上正常的生活，就有必要从小教他自立的基本技能，而让他做家务的帮手，是培养自立基本技能的绝佳机会。

在每天的家庭生活中，值得一教的项目俯拾皆是，任何家务活都可以作为学习的教材。正因为家务活每天无法回避，所以十分适合他的学习方式——同一操作要反复练习，方能掌握。而且，接触的都是实物，如碗筷盘碟、瓜果蔬菜、衣裤巾袜等。

再者，每项家务活做法基本固定不变，有先后顺序。只要按顺序做好程序表，细分工序步骤，循序渐进，反反复复耐心地教他，总有一天他会掌握的。天下没有比干家务活更好的教材了。

这件事不必麻烦专家，我们家长在自己家里就能教。虽然教起来比较费劲（有些家务要教数年才能学会），但是一旦孩子掌握以后，我们就能放手让他来做，这样多省事啊。彻之也靠学会干家务活，多多少少能够自立了。

我极力奉劝各位：从小开始让孩子帮忙干家务，让他承担起作为家庭一员的义务，发挥力所能及的作用。[①]

＊ 从积极的角度看待偏执

彻之的偏执刻板与问题行为（多动不安、暴躁易怒等）原先十分严重，超出常人想象。专家们告诉我：要把偏执刻板的对象物统统藏匿起来，制止他去接触——压制他的问题行为。但结果是：无论怎么制止或压制，也不能有所改善，反而使彻之症状加剧，而我则更疲于奔命。

彻之迷恋上某物时，全神贯注，目光炯炯，有时甚至浮现出智慧的表情。难得他这般聚精会神，专注一事，给人一种聪明睿智的印象，横加干扰，岂不可惜？如果硬逼他放弃偏执某物，会不会使他迷失自我，丧失个性呢？既然偏执刻板是他的特质，无法轻易改变，那么我能不能利用这个特质，引导他做些有益的事呢？

既然他对某物某事如此执着，那么说明他对此有非凡的兴趣。于是我尝试着进入令他着迷不已的世界，寻找能与之交流的共同话题。所谓道不同不相与谋，只有关心彻之所关心的东西，与之共享，才会有相互交流的可能。我终于找到了把偏执刻板转变为做有意义事情的解决问题的切入口。

偏执所在，正是他的智慧聚集所在，所以我们这些周围的人要做的不是压制他的偏执，而是要珍惜它，使之向有益于自立的方向转变。只要我们转换思维方式，琢磨援助方法，我相信可喜的结果必将产生。

---

① 译者注：在《触龙说赵太后》中，触龙劝说太后时，讲了一个很明智的道理：父母之爱子，则为之计深远。爱孩子，就要为他们做长远的打算。

因此，我反过来利用彻之的水痴，让他打扫卫生间、清扫洗澡间、烧饭做菜、洗涤衣物，一项一项地增加其自立的基本技能。同时，还利用他对数字、文字的偏爱，进行对话交流、购物、旅行等活动，使他的生活丰富多彩。

往积极的方向看问题的话，多动也是好奇心旺盛的体现；调皮捣蛋也使我们与当地的人们有了更多的接触；暴躁易怒也是他强烈的意志表达欲望的体现。在这些怪异的行为之中，潜藏着培养和激发其情感心志的机会（可能性），而我们要做的工作是指导他表达情感心志的正确方向或正确方式。

为此，我们要架起心灵的天线，360 度全方位地收集彻之全身发出的却不易察觉的信号，分析他行为背后的蛛丝马迹：他究竟在想什么？

不要把偏执刻板、多动、调皮捣蛋、暴躁易怒看成问题行为，动辄制止压制，而要把它们看成是难得的机会，了解其行为背后的感受和想法，以此为起点，引导孩子的行为向有意义的、合适的行为方向转变吧。从此，您会觉得自己逐渐走出逼仄的死胡同，迈向开阔的大道，全新的世界豁然呈现于眼前。

练习钱物交换

自三岁开始，稍不留神彻之就逃出家门，闯入邻居家里或商店。进了商店就信手捞上东西乱吃、乱喝、乱咬，甚至带回家来。

为了杜绝这种现象的发生，我想方设法教他：想吃的东西、想喝的东西、想玩的东西都必须用金钱来交换，不可随便乱拿。

于是在顾客比较少的时间段里带他去商店购买他爱吃的糕点，作为当日的点心。到了商店，首先让他满足厕所探查的兴趣；然后让他手里拿好一个糕点，以防止他到处乱跑。出乎意料的是，他马上变乖了。

把要买的东西放入购物篮后，来到收银台前面排队付钱。篮子里的商品由我自己付钱；让彻之拿着糕点和纸币练习钱物交换（最初为了便于明白，给他简单的小额纸币）。由他自己把钱和糕点交给收银员，收银员收好钱后把糕点装入小袋子或贴上表示已购的条子。

当时的彻之当然不懂钱为何物，虽然不太明白，但多多少少有这样一个感觉——把糕点和所谓钱的一张纸一起递给收银员，人家称谢之后，糕点就成了自己的东西。

他似乎明白：以前乱拿商品屡招人家痛骂，只是因为没有递出那张纸；如今递出那张纸，人家笑颜道谢，允许他带走糕点。有纸没纸，境遇天壤之别。最初由于不知道钱的意义，在我不注意的间隙，偶尔扔掉或撕碎五百日元或一千日元的纸币。尽管如此，他还是逐渐学会了把想要的东西拿到收银台前，主动进行钱物交换，而不是随便乱拿，据为己有。

刚开始时，在收银台前简直没法好好排队，只好拉住他的手或单手抱住他等候付钱，而他不愿受人羁绊，总想挣脱，吵闹不休。但是折腾几番之后，他逐渐明白：在收银台付完钱之后，能够吃上糕点；为了吃上糕点，只好暂时忍耐一下，排队等候付钱。[①]

另外，弟弟政嗣想找机会与收银台的阿姨套近乎，买东西时总是争着

---

① 译者注：预先让彻之知道前景，有个盼头，非常重要。有了美好的前景，就愿意克服当前的困难，忍受暂时的不适。三国时曹操就曾以望梅止渴来激舞士气。

付钱:"我自己来!"彻之看在眼里,也要自己来,亲手把钱递给收银员。

去商店购物成了彻之每天必做的开心事,每次出去散步,他总想往糕点店跑。我还开发出其他商店,例如:文具店、玩具店等,带他一起购物。我们还一起去海鲜店买他不感兴趣的生鱼片(只买一样)。

当年他还年幼,在商店里稍微吵闹一下也不碍事。而且,每家商店他都无一例外地进行过厕所探查,我也因此向店家道过歉,做过说明。还好人家并不十分介意,只是宽容地说:"有残障,没办法啊!"(也许是同情我们吧。)

* 金钱与金额的教学

四岁五个月的时候,我想教他金钱和金额的概念,先在自动售货机上试着练习。来到可口可乐的自动售货机前,把彻之抱高,让他把一个100日元的硬币投入机器,按一下按钮,一罐可乐啪嗒一下掉落下来。两个硬币,两罐;三个,三罐。彻之本来就喜爱机器,玩得很开心。我想趁机让他学习算术:如果用10日元的话,就需要十个硬币;如果用50日元的话,则需要两个硬币;如果10日元和50日元混用的话⋯⋯进行各种模式组合,反复练习。

因为彻之对数字有特别的偏好,而且在售货机上练习也不给谁添麻烦,可以重复练习,所以我想用这种方法顺便教他数的概念。他们哥俩好像在竞争一样,一看到自动售货机就争先恐后地要"我自己来",抢着投硬币。

可是,尽管这种练习对数的学习有些效果,但练习的教材并不好。因为电视里经常出现可口可乐的广告,现在又正好以此作为教材来练习,

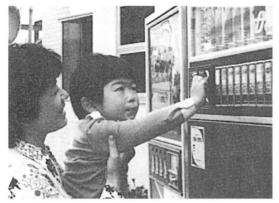

用自动售货机练习"钱物交换"。
（四岁五个月）

所以每次散步途中遇到自动售货机，他就赖着不走，非要买下可乐不可。一日之内，必喝数罐可乐方可罢休。不给他买的话，马上要无赖；硬把他拖走的话，他就踢机器、打我，暴跳如雷，路人无不侧目，白眼以视。我忙不迭地把可乐更换成橙汁，或者诱导他去牛奶自动售货机，总之乱作一团。后来由于可乐喝得过多，偏食现象加剧，于是我痛下决心，无论他怎样寻死觅活，都坚持不予理会，坚决不给他喝可乐。

（事后反省，得出结论：练习的教材还是日常生活中需要的东西为好。只要不损人害己，即使有点偏执刻板的对象物也不要紧。）

接着，他还大量地购入电视广告里播出的药物（特别是眼药）、洗涤剂（从厨房用的、洗衣用的、浴缸用的到卫生间用的，五花八门）等等，乐此不疲。成批买回之后，一字排开，心满意足地看个不停（他收罗的这些洗涤剂，在其练习自立生活技能时倒是派上了用场）。

＊ 在商店单独购物的练习

积累了五年左右的购物经验之后，彻之终于明白了：钱是能与商品交换的贵重的东西。接着，我想让彻之（十岁左右）拿着钱一个人去商店练习购物。

练习单独购物的商店不可缺少，而周围的许多商店也因为彻之捣蛋而批评过他。

156

我事先跑了几家平时带彻之去买东西的商店（糕点店、药店、文具店、书店等），恳求他们协助一下练习购物。大家爽快地答应了。

练习开始啦！首先，在他出发之前，我先给店里打个电话，告知要买的东西和交给彻之的钱币金额。然后，让他拿上准备好的卡片，上面写着要买的商品名字和金额，例如：蒂罗尔巧克力五个，50日元。如果彻之在店里拿错了东西，由店家提醒他："小彻，看看卡片吧！"因为卡片上写的东西是他自己选择的，所以会坦然接受，自觉地服从。

单独去商店，自由地把自己喜欢的东西买到手，没有比这更让彻之心满意足的事了。此后总喊："买东西！"频频往商店跑，对购物分外热心。不久学会了钱和物的准确计算与交换，还能不出差错地计算出该找回多少零钱。

10日元一个的蒂罗尔巧克力是难得的教材。作为兄弟俩的零食，每人三个，总共是六个。最初让他只拿60日元去买；接着给80日元，买八个；再给100日元，买十个……目的是为了练习数字的配对。

第二步的练习内容是找零钱。给100日元，要求买八个，找回20日元零钱。接着，给200日元，买六个巧克力之外，再加上两个冰淇淋（每个50日元），找回40日元零钱。在家里事先让彻之把计算公式在纸上写好，带上这张纸条去购物。因为我预先已打电话拜托店家，所以彻之在收银台付钱时，店员会提醒他把那张纸条拿出来，一起辅助他利用实物来学习金钱的计算。

在出门购物之前，彻之经常与我讨价还价。当我说："蒂罗尔巧克力六个吧。"彻之则说："十个。"于是我折衷一下："那就八个吧。"虽然语言上尚有欠缺，但有了这种交流还是挺开心的。

这样，他逐渐领会了金钱数额的大小：与 100 日元（能买十个巧克力）相比，200 日元（能买二十个巧克力）能交换两倍的东西。同时，头脑里也逐渐形成了数的概念。

有时彻之向我要钱："给我 100 日元吧。"我回答："向你爸要吧。"谁知他跑到爸爸跟前却说："给我 200 日元。"如果换成他外婆，他会趁机提高价码："给我 500 日元。"

这证明了两件事情：第一，他知道金钱数额的大小；第二，他明白对方与自己的关系之亲疏以及对自己的严格程度，以此来调整自己的撒娇尺度。

＊ 商店的协助

要练习购物，店方的配合不可缺少。离开佐贺之际，大家纷纷留言惜别，山口商店（彻之同班同学的母亲经营的商店）的赠言也在其中。彻之每天必去此店，有时不跟我打声招呼就去，有时穿着我的鞋子就去。

去那里不仅仅为了买零食，好像也为了亲眼确认一下在电视广告中看到的糕点、饮料的名字。在家里把商品的名字匆匆写在纸上，就去山口商店看看，因此逛商店的内容也增加了。

我定期带彻之去朋友开的一家书店买儿童画册和委托代购的书籍。有时我正在店里谈些事情，彻之则溜到旁边的其他商店调皮捣蛋。有一次闯入隔壁的药店，咬破宝矿力粉状保健品的包装袋，粉末撒了一地。经过赔礼道歉和解释说明，后来这家店也答应协助彻之的购物练习了。

最初拜托的商店都是朋友、熟人经营的，比较好说话。可是彻之并不局限于此，还一次次地溜进其他商店捣乱，这在客观上反而帮我开发出许多新的愿意合作的商店（因为我要跟在他屁股后面做善后工作，从而有了与新的店家接触和解释的机会）。

小学四年级那年，我决定让他单独外出（这在本书第6章已介绍过）。尽管事先准备充分，但在他安全返回之前，我还是心惊肉跳，坐立不安。事实上，外出途中也发生了许多小插曲（偶发事件）。为了防止偶发事件升级成纠纷，我马上赶往现场道歉和解释（如果酿成纠纷，彻之今后就不能自由出门了）。

有一天，附近一家卖养乐多的店主打电话来投诉："你家的孩子在这里偷养乐多，被当场抓住了，你马上赶过来领人！"

跑过去一看，店主正使劲抓住彻之的手不放，而彻之拼命地想挣脱。店主气得不得了："这小子不但偷养乐多，而且对店主的说教不屑一顾，态度傲慢。"

店主说："我问他'为啥要偷？'他却回答'因为有，所以偷'；我教训他一顿之后问他：'你明白了吗？'他却学我：'你明白了吗？'简直在愚弄我，你说气不气人？"

于是我向他解释：彻之语言的发展水平尚未达到回答为什么的阶段。我仔细分析给他听："我猜想一下事情的经过吧。您问他：'为什么要拿？'他回答：'为什么要拿？'；您再问他：'因为有所以拿吗？'他回答：'因为有所以拿吗？'是这样吧？彻之在既不理解对方的语言又不能回答对方的提问的时候，往往觉得不开口回答点东西总不行吧，因此，鹦鹉学舌地重复一下对方的语言，或者背诵在以前类似的场面曾经听到的语言来应付一下。"

店主认为言之有理："原来如此。怪不得我总觉得他看着挺聪明、说话有点怪呢。"

我继续说："人家批评或教导彻之一番之后，最后总会问他一句：'明白了吗？'他则回答：'是，明白了。'其实他只是熟悉这一套问答方式，未必真正'明白了'。在他的意识中，这一套问答方式的出现就意味着双方对话的结束。因此，他说'是，明白了'，只是想早点结束对话而已。"

在打完电话之后、我赶到之前这段时间里，店主似乎已经观察到彻之有点异常，再加上我的仔细说明，他完全理解了。随后又连续问了几个问题，有关彻之的障碍特征、我的育儿方式等。也许出于同情，他不但宽恕了彻之，还捧出一大堆养乐多送他："养乐多，喝吧。这些也送给你。"

我大吃一惊，马上请求他配合："您的好意我心领了，但这不利于他的购物练习，容易使他误解：'偷人家的东西不要紧，反正最终人家还是会给我的。'为了防止他产生这种错觉，请收回养乐多。如果不介意的话，请允许彻之今后一个人到贵店买养乐多吧。"

店主爽快地答应了。此后，他像学校里教算术一样，不厌其烦地拿起纸笔辅助彻之计算各种养乐多的合计金额、零钱的金额等。这对彻之的进步帮助特别大。

以此类推，欢迎彻之的商店和超市日益增多，最后发展到周围的商店全都认识他了。他可以凭自己的兴趣随意挑选好店里的商品，在店员的帮助下付钱。连以前批评过彻之、避之唯恐不及的商店，也在我的道歉和恳求之后热心地协助了。

（刚开始怪罪时，店家也许像怒目金刚一样劈头盖脸地训斥我们，但只要我真诚地道歉并认真地解释，大多数店家还是会理解的。这些商店的人们最终成了彻之迈向自立的支援者。）

教导金钱是劳动所得

懂得金钱可以用来交换自己想要的东西这个道理之后，彻之切身感受到了金钱的价值，开始十分珍惜钱财，再也不乱扔乱撕钱币了。

店里的东西不乱拿了，可是新的问题又出现了——爱财如命，见钱眼开，随便伸手拿人家的钱。家里人的钱包、弟弟舍不得用的零钱当然顺手牵羊，收入囊中；甚至在同学家里、学校里也乱拿人家的钱，而且面不改色心不跳。这下子麻烦大了。

我屡次为道歉和赔偿而奔波，还仔细向诸位说明：现在彻之刚刚学会用金钱与想要的东西交换，至于如何获得金钱，他还未学习，暂时不懂。从今开始，我着手教他"钱不是从人家那里随便拿来的东西，而是自己通过劳动获得的"这个道理。在他明白这个道理之前的一段时间里，仍然有犯错的可能，所以麻烦大家管理好自己的钱财。

同时也恳请学校的老师们别把钱随便放在办公室的抽屉里。

每当彻之故伎重演、取人钱财时，我严厉地告诫他："拿人家的钱就是小偷。小偷进监狱。进了监狱就见不到妈妈了。小彻喜欢的厕所探查也进行不了了。"为了用事实说话，我还带他到当地的监狱去实地考察。

佐贺的监狱——麓刑务所坐落在远离市区的荒郊野外，建筑物阴森脏旧，高墙围绕，周围杂草丛生。彻之哪有心思在这险不可测的地方进行厕所探查？

我不辞车马劳顿，带他身临其境，目的是为了给他一个小小的惩罚：让他体会一下置身荒地、远离人世的寂寞与痛楚。

乱拿人家的钱财的话，必须被关进监狱。结果是，不能和家人一起生活了，我问他："监狱，想进去，不想进去？哪个？"

彻之当然回答："监狱，不想进去。"

"那么，人家的钱，拿？不拿？"

彻之当然回答："不拿。"

尽管我教得非常彻底：人家的钱绝对不能拿，彻之用的钱要从彻之的钱包里拿，但是他仍然想得到钱，不停地央求我："给我100日元。"怎么办才好？

于是我想到了教他：金钱来自劳动，是劳动的报酬。

当时，我已让彻之做些必要的家务，为将来的自立做准备。打扫卫生间、清洗浴缸、扫地、擦玻璃、做糕点、饭前准备、饭后收拾之类的家务活，都让他干着。如今考虑按工作量付给工钱。

例如，打扫卫生间一事，作业项目从①到⑤，共有五项，如果全部完成，就支付50日元。可是彻之总是做到③就不做了，于是圆圈只有三个，只能得到30日元。后来他为了得到50日元，咬咬牙坚持下来，把剩下的两个也做了（与三个巧克力相比，五个巧克力更有诱惑力，值得努力一下吧）。

清扫洗澡间，从①到⑤，每天必做不误，积分累计到五个圆圈，得到50日元；偶尔心血来潮，余勇可贾，一路杀到⑩，便来邀功："给我100日元。"

另外，去信箱取报纸、拉上窗帘等单个步骤的家务也让他帮忙。他想买什么东西时，就去擦擦窗户什么的，然后要求："给100日元。"

毕竟多多少少能帮着干点家务，我也乐意分配活儿给他干，按劳计酬。

这样，平均每月向他支付约 1000 日元左右的工钱（这些工钱，他全部换成零食消化在肚子里了）。

如上所述，用实际行动告诉他：不劳动，就拿不到钱。

有一天，慈祥的外婆从福冈过来探亲，看到彻之在干家务，大为感动："真佩服，年纪小小，干起家务来了！"出手大方，一下子赏给他 3000 日元。他将 2000 日元交给我保管（他多少感觉到要干 2000 日元的活不容易吧），余下的 1000 则装入自己的钱包，大吼一声："我清洗浴缸了！"径直奔向洗澡间。

可见，金钱为劳动所得这个观念已经深入其心。

之后，通过实际体验，他不断地完善自己的金钱观，不断深化对金钱的认识和泛化对金钱的感觉：区别于平时劳动所得的工钱，在新年、生日、嘉奖等特定时候，能从家长、老师等处得到非劳动性质的金钱。

在小学时期，还没用上零花钱专用账本。要用前一天挣的工钱去买糕点之时，只是先在纸上计算一下要买的东西的金额，然后拿上这张纸去商店购物。

升入初中以后，由于只允许他周末出去玩时才可以用零花钱，因此用上了零花钱账本，把一周的工钱统计在册，在周末时一次性付清。彻之利用这笔钱游历各地，进行他的一日游旅行。

＊ 愿他以劳动充实人生

在彻之被宣告为残障儿时，我一度陷入悲观：这孩子将来不可能工作，让他工作于心何忍？与其让他工作，还不如找块清静的地方，服侍他悠闲地度过余生。

可是一起生活了一段日子之后，我改变了原先的想法，希望他能在正常的地域社会中生活下去。为此，有必要从小教他自立的技能和社会规范，而帮忙做家务正是绝好的锻炼机会。在家里做些力所能及的事，一来他本人可以获得为家庭做贡献的切身感受，二来其他家庭成员也因为他的努力而认可他，三来可以减轻我的家务负担，可谓一举三得。

我们究竟为何而劳动？目的无非两个：一是通过工作获得人家认可，从而感到实现自我价值的喜悦（精神目的）；二是以工作的途径获取金钱来买生活上的必需品（物质目的）。

但是，我当初想过：对彻之而言，要他拥有通过工作受人认可的感觉的确勉为其难（现在，彻之正好与我预想的相反，特别喜欢受人表扬、感谢、认可，这些精神鼓励成了他工作的动力）。因此，我当时只得舍弃目的之一，而仅取目的之二——重点教他以劳动获得工资报酬，珍惜来之不易的金钱。

年少时彻之经常逃出家门，擅自乱拿周围商店的东西回家。作为解决这个问题的方法，我着手教他店里的东西必须用钱交换的道理，金钱的用法以及获取金钱的途径（干家务活）。

通过家务劳动来获得工钱，再用工钱来购物，通过这条朴素的因果链的实践，培养他的金钱感觉，激发他劳动的欲望，让他获得自由支配的金钱，最终满足他自己的物质需求。

倘若只教他劳动，而完全不教他拥有兴趣，享受余暇，彻之则体会不到劳动的充实感。我一直憧憬，彻之能以劳动实现自我价值和社会参与，同时保持兴趣，生活张弛有度，结交朋友（甚至恋人），丰富人际关系，不断充实自己的人生。

十八岁从学校毕业之际，如果平时没有教他劳动的习惯和劳动的意识，此时却马上让他参加劳动或工作，他肯定会感到突兀，无所适从。因此，我们家长平时就要考虑到小孩成人之后会有迈向社会、参加工作的一天，从小就要有意识地培养其劳动的愿望。

参加工作所需要的一些基本技能，其实在从小做家务的过程中就能逐步掌握。

有关彻之就业的经历，我将在第三卷《为了工作，加油！》中详细介绍。

结束语

感谢诸位抽空看完本书，不知感想如何。

最近我在电脑上浏览读者们发来的邮件，兴致勃勃地打开一个个的读者主页，上面记录着不少读后感，还有听完我的讲座后的感想。在楼主的文字下面，日本各地的跟帖接踵而至，我不禁惊叹读者们收集情报的速度之快、掌握情报的数量之多。

比如有位读者写道：

> 他就是在中央台（NHK）出现的那位？他可给我带来了巨大的希望啊！去年没参加在本地举办的讲座，但从 ST 老师那儿拿到了有关资料，内容真令人感动！

楼下跟帖：

> 有一天在电车上我偶然遇到他了。尽管他自言自语，不知所云，但人家能独立坐车上班，真了不起。当时我想：他既然能成为公务员，也许不是自闭症者吧？到了讲座会场，观察他的举手投足之后，才终于相信：不错，果然是自闭症者。

楼下跟帖：

在讲座会场，他一直独自在画画，画完一张就走到垃圾箱前扔掉，在椅子和垃圾箱之间来来回回。于是他妈妈给他指示：把垃圾箱放到座位旁边来吧。我看在眼里，真佩服他妈妈：她真懂配合自闭症儿子。那个指示既满足了她儿子的合理要求，又不留痕迹地阻止了其来来去去的扰人行为。

读完此帖，我为自己庆幸：幸亏当时采取的行动与讲座的内容保持一致。彻之当时倒无需粉墨登场，因为我希望让听众共同感受不事雕琢、原汁原味的彻之；而我却没有他那么潇洒，毕竟大家慕名而来听我的讲座，如果我在现场言行不一，就会让诸位失望吧。因此，当时的心理压力不小。

读完本书之后，或许有许多读者自愧不如，佩服我能让彻之一项又一项地掌握自立技能。说来好笑，我也曾像佩服他人一样孤芳自赏：嗯，干得还真不错。

实际上，书短事长，在漫长的岁月中，成功与失败如影随形，此起彼伏。我与彻之一起一路蹒跚，一步一步地走到今天。在书中介绍的工序表其实已是练习到最后阶段的理想版本，此前已在长期的实践中屡经增删。可见并不是一开始就走上正轨，一蹴而就的（因此，诸位家长可以放宽心，不必焦急）。

在培养儿子的漫长过程中，我的情绪波动很大。有些时候心灰意冷，只想：随他去吧，到时候再说吧；有些时候又卷土重来，意志坚定：必须要训练成，不可松懈！有些时候罔顾结果，只想先做起来再说，于是一路瞎干，最终铩羽而归。如今回首，成功历历可数，而败绩却数不胜数。

但是，前进的方向不容改变。这个方向就是：要让彻之在地域社会中度过幸福的人生。

回想当年，儿子能升入高中一事我做梦也没想到，能当上公务员一事更如水月镜花。可见世上无难事，只怕有心人。而彻之之心——活跃的心志，在家庭和地域社会的悉心呵护下茁壮生长，最终拨动了父母以及周围人们的心弦。要在地域社会中生活，说到底还是要先培养其本人的心志，在此基础之上，周围的人才开始考虑提供支持，设计援助的方案，整套关系网络才得以构筑起来。

对外为孩子耕耘地域社会，寻求人们的援助；在家则戮力培养孩子的心志。拥有心志的孩子才能以自己的意志做自己喜欢的事情。倘若他整天事不遂心，没有笑容，没有幸福感，虽有锦衣玉食，又有何意义呢？

当然，当年的我也像大家一样身陷苦境，难以自拔，哪有余地考虑上述的理论问题？让他学做家务一事也是被逼出来的。当时他打扰人家，无日消停，真令我穷于应付，于是设法让他做些家务活，以代替打扰邻里的行为。结果，以此为契机，彻之作为家庭和地域社会的一分子，获得大家的认可。长期以来，这些认可点点滴滴地积累，最终培养了彻之的自尊心和自信心，也激发了他工作劳动的主动性。

在本书中我写入了许多能与孩子共同操作的事例。从明天起，诸位家长何妨一试？

最后，我衷心地感谢书中涉及的各界人士以及从婴幼期到现在各个阶段帮助过彻之的所有善良的人们。没有他们的支持和帮助，我们不可能如此从容地享受幸福的地域社会生活。

同时也向葡萄社的市毛研一郎先生表示诚挚的谢忱。继第一卷之后，先生又将第二卷整理成册，以飨读者。对我而言，又多了一份难得的人生纪念品。彻之也似乎感觉到书中充满了他的生命记忆，第一卷出版以来，他每天翻阅不倦。为了第二卷的出版，他自己主动挑选以前的作品和照片交给我，以供插图之用。他珍爱的书籍又增添了一本。

感谢诸位！

明石洋子

2003 年 2 月

穷且益坚，不坠育儿之志

2008 年初冬的黄昏，斜阳碎风中，我正赶往儿子的"修道之地"上海青聪泉儿童智能训练中心，去听日本自闭症专家青山春美老师的讲座。途中，一片小巧的梧桐落叶在眼前盘旋翻跹良久之后，轻轻地停留在我的肩上。它的形状多么像福儿的小手呀。我从怀里掏出软笔，在叶面上题了"忧惧之年"四字。

是年，家国都在经历着一场天塌地陷的地震。福儿不到三岁，已被数家医院诊断为自闭症。为父之痛，莫过于此。一周之内，我的体重骤减十斤，感觉自己犹如一头垂垂老矣的骆驼，踟蹰荒漠，背上再压一根稻草就会轰然垮下，对整个世界，感到幻灭。

青山老师在讲座中向大家着重推介了明石洋子女士的育儿理念，说在四十余年的特教生涯中，明石女士是其遇到的最可敬佩的家长——她把智商不到 40 的重度自闭症儿子彻之培育成自食其力的地方公职人员，使其在生活中能够自理，在社会上能够自立，演绎了一个超乎人们想象的传奇。会后，老师赠送一批图书给青聪泉，其中就有明石女士的"与自闭症儿子同行"系列的三本著作。我庆幸自己在大学时期读的正好是日语专业，平日碌碌无为，何曾想到在关键时刻能为儿子换得几本育儿书？近水楼台，先睹为快。我如狼似虎地把原著来回"啃过"三遍，直呼相见恨晚。这套著述，既令居庙堂之高的专家们语焉不详的高头讲章相形见绌，也迥异于处江湖之远的庸医们影影绰绰的指点，叙事坦荡如砥，说理深入浅出，见解慧眼独具，方法切实可行，对当下身陷困厄的中国自闭症家庭而言，是不可多得的奇书。研读之际，我屡屡有醍醐灌顶的顿悟，也时时有击节叫好的冲动。

"奇文共欣赏，疑义相与析"，我先翻译出卷二《通往自立之路》，供家长内部传阅。后由尚瑶女士将译本推荐到以编辑自闭症相关书籍而闻名的华夏出版社刘娲小姐手中。刘小姐即着手向日方购买版权。今年三月，明石女士来沪讲座，刘小姐亲赴现场，与明石女士表达出版意愿。刘小姐的诚意令明石女士感动，使之返日后立即斡旋，不日奏效。于是，我鼓起余勇，在工作与育儿之间，挤出时间的碎片，拖拖拉拉地继续翻译卷一《原汁原味的育儿》和卷三《为了工作，加油》。

在三卷育儿经中，穿插着不少译者的按语和注解，尤其以第二卷居多。第二卷是最先着手翻译的，原先没想到会出版，所以在译文中加注也无伤大雅。译事艰苦，犹如爬山，这些译者注就像途中歇脚的亭子，可以在此凭栏伫望一下。第一卷与第三卷是以出版为前提开始翻译的，是故译文严谨有余而清通不足，注解陡减，非到万不得已决不加注。盖因在第二卷的"山中"搭建的亭台楼榭过多（有些还有违章建筑的嫌疑）以致有碍对自然景色的观瞻，故而自行收敛也。

正如入戏最深的必是读透剧本的演员，对原著感悟最深的多是译者本人。我从这套育儿经当中获益良多，荦荦大者有五个方面。

其一，培养孩子的心志重于一切。我们许多家长往往脱离实际，拼命给自闭症儿女搞应试教育，偏重桌面练习；稍高一层次的家长会去兼顾生活技能、社会规则的培养。孰知育儿之最高境界，更在于培养孩子的主见。在奴役残障青年的非人事件频频曝光的今天，我可不愿把儿子的干活技能训练得炉火纯青却供那些居心叵测之徒使唤。为此，我们要贴近孩子的心声，呵护他们自尊与主见之脆弱的萌芽，因为这是其将来有尊严地活在人世间的思想基石。

其二，扎根地域社会，迈向融合共生。随着孩子的长大而与正常社会渐行渐远，这不利于其个体的成长。就像任何花草不可脱离空气、水分和土壤一样，我们的孩子一旦脱离社会之土壤和地气，就会逐渐枯萎。为此，我们作为家长要辛勤地为自己的孩子耕耘地域社会。鉴于社会之障碍要远远大于孩子本身之障碍的现实，我们家长在地域社会的修为很大程度上决定了孩子能在融合共生的道路上迈出多远。

其三，在地域社会理解、接纳孩子之前，身为家长的我们得先理解、接纳孩子，了解孩子的局限和潜力，善于欣赏其与生俱来的"缺陷之美"。在断臂维纳斯塑像和釉面开片的哥窑瓷器刚刚面世之时，人们并不看好，此后"瑕疵"却被世人充分挖掘，推至审美最高层次，遂以其天然的缺陷美在艺术史上独树一帜，获得社会认可。换个积极的角度来欣赏自己的孩子，既尊重了孩子的特殊性，又调整了自己的心态。

其四，培育孩子劳动的理念及正确的金钱观。马克思认为，劳动使人与动物从根本上产生了分野。劳动是我们孩子"部分谋生"和"有意义地消遣人生"的手段，而劳动所得——金钱则是其赖以生存生活的物质基础。我希望孩子将来不要仅仅停留于温饱的层面，还要像彻之一样，独自骑车外出旅行，享受精神生活的愉悦。

其五，自闭症家庭的齐心协力极其重要。任何体制和福祉事业都有其固有的惰性，需要人们群策群力、花时间花精力去推动。令人称羡的国外之自闭症福祉现状并非一蹴而就，不是经济发展至一定程度的必然归宿，而是其家长们一起奔走呼号，持续推动舆论，进而影响决策层的结果。倘若都在各自为战、独善其身或逡巡观望，馅饼怎么会从天上掉下来？干预自闭症是一场在我们有生之年看不到终点的马拉松赛，伴跑者（家长）不在了，选手（孩子）怎么办？人生又如一趟驶向远方的列车，我们中途下车了，尚留车上的孩子怎么办？孩子之于我，如影随形，可形不见了，影子怎么办？针对这个终极问题，卷三《为了工作，加油》给予了负责任的解答。

翻译工作时断时续，竟然拖宕了两年半之久。其间阿福学会主动喊我"爸爸"，并伴有亲昵行为。第一次听到的时候，我不禁潸然泪下。去年小年夜，次子象儿像一个快乐的小精灵降临我家，使再做人父的我一改往日沉郁的性格，成天幽默得像山田洋次笔下的寅次郎。

遥想自己当年像阿福这样大的时候，身处世家子弟末世的祖父仍不忘对我耳提面命，教我背诵"穷且益坚，不坠青云之志"。殷殷情形，宛在眼前。如今祖父早已驾鹤西去，我的青云之路也缈若云烟，但育儿之志，却未尝须臾坠落。我要做一根蜡烛，燃烧自己的两端，分别为两个儿子照亮前路。蔡笑晚先生把整个人生的事功放在四个子女身上，培育了满门精英，并撰写了自传《我的事业是父亲》。我的事业也是父亲，但要求不高，只希望两个儿子将来能够有尊严有意义地活在世上，不管他是慢吞吞的蜗牛，还是飞驰的骏马。

行文至此，背后突然传来了妻子的惊呼："小象的第三泡尿尿在你的明版书上了！"不知从什么时候起，象儿养成了在书房里撒尿的陋习，一天三泡，不多不少。妻子也成心纵容，无非想挤兑我的万卷藏书，好给儿子们腾出一个游戏房间："谁让你姓洪，'洪'字分解开来，念成'一共三泡'。"

从�颟顸江南到负笈关外，从问道津门到成家沪上，我的肉身和灵魂在一路流浪，成堆的书籍一直随伴在旁。好不容易安顿下来，我心爱的藏书却被遣回故乡，回到我生命的原点。

一边哼着李叔同的《送别》，一边整理故纸堆，一片似曾相识的梧桐叶子滑落跟前——叶子正面的字迹略显漫漶，我在背面题字"希望之年"。

洪　波

2011 年 8 月 22 日

写于上海虹桥新城

致　谢

在翻译的过程中，我何德何能，竟能得到多方帮助，最终完成译稿。感谢虹文库绘本馆日置章子女士和江田拓雄先生介绍青山春美老师，感谢青山老师推介明石原著，感谢尚瑶女士引荐出版，感谢刘娲小姐为出版事宜所做的不懈努力。

感谢陈洁老师主政的上海青聪泉儿童智能训练中心出面邀请明石女士访沪，多次为译著的出炉搭建平台。青聪泉是这套译著的摇篮。

感谢陆增德医生从专业的角度十分到位地回答了我的咨询。

感谢青聪泉年轻的志愿者队伍，他们令人眼花缭乱的打字速度大大地加快了出版进程。

感谢江田拓雄先生对我的请益有问必答，也感谢负责家长联络工作的曹颖大姐对我请求协助时有求必应。因此，本套译著的出版像一次接力作业，能参与其中，是我一生的荣幸。

我还要感谢接纳阿福的乐山幼儿园之全体师生，他们给予阿福的温情我们没齿难忘。仁者乐山，乐山幼儿园园长訾绍敏老师、班主任郭金妹老师也盼望着拙译早日付梓。

最后，感谢公司配给我一个宽松而超然的岗位，使我能够在育儿和工作之间游刃有余。忘不了上司杜立群先生用萨特的名言鼓励我："人生就是一连串的遭遇。挺住！"

帮助我的人实在太多，请恕我无法一一胪列。在人生的蜀道上，因本书而与诸位相逢，对我、妻子、福儿、象儿而言，都可以说是不浅的缘分。

作者简介

明石洋子女士（Ms. AKASHI YOKO），1946年出生于埼玉县浦和市。曾在山口、佐贺和福冈及神奈川县川崎市等地居住。

1969年毕业于九州大学药学部药学专业。曾在制药公司和药店工作，担任主管药剂师，于2006年退休。

1972年，长子彻之出生，1975年次子政嗣出生。长子彻之患有自闭症。她在抚养两个孩子（包括对长子的干预和教育）的过程中，以"在地域社会堂堂正正的生活"为座右铭，积极参与社会活动，为当地的社会福祉事业而奔波。1989年，成立了"社会福祉法人蓝天共生会"，作为主席，致力于设立和经营自闭症作业所、自闭症集体之家、地域生活支持中心以及其他14个福利服务项目。

明石洋子女士曾担任过家长会的主席和其他职务，参加川崎市残疾政策委员会、特殊支持教育促进研究委员会和川崎市发育障碍发展研究委员会。曾多次接受过电视、报纸和杂志的访谈，并在日本和国外举办过多次讲座，将育儿经历撰写成书籍《与自闭症儿子同行》系列。

2008年2月荣获"健康社会奖"的志愿者奖项。2011年荣获"川崎市市长奖"，2012年荣获"厚生劳动大臣奖"。2017年荣获"系贺一雄和夫纪念奖（特等奖）"。2023年荣获"川崎市文化奖（社会功劳奖）"。

译者简介

洪波，1974年生，浙江临海人，毕业于吉林大学日语系。2006年爱子阿福出生，2008年阿福被诊断为自闭症，从此一家人开始走上特殊的人生道路。全家人与阿福不弃不离，在日常生活中一直贯彻"在生活中训练，在训练中生活"的理念，深信通过努力，阿福将来能够生活自理，乃至自立于社会。2010年初，次子小象像一只快乐的小精灵降生。译者平生行少藏多，酷爱历史和文学，闲时舞文弄墨，只资孤芳自赏；偶尔投稿，刊诸报端。代表作有《云鬟玉臂也堪师》（1995年被选入人教版高中语文课本）、《嘉村矶多的世界》（日文）、《夏目漱石的沪上行踪》（日文）等。现就职于日本交通公社（JTB）上海分公司。